やせる
パスタ
31皿

食文化研究家
スギ アカツキ

日本実業出版社

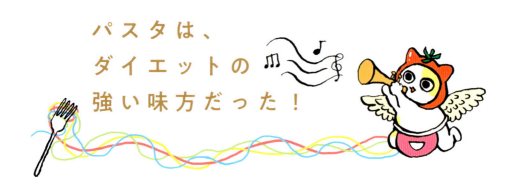

パスタは、ダイエットの強い味方だった！

理由1

GI値の低さを活かして「真の糖質対策」ができる

　パスタは、白米やパンなどと比べて、糖質量とGI値が低い主食です。GI値が低いと、血糖値の上昇・下降がゆるやかになり、体に脂肪が蓄えられにくくなります。つまりパスタなら、摂取する糖質量を抑えながら、太りにくい主食メニューを作ることができます。詳細は後述（P18〜参照）しますが、ダイエット効果を得られる1食分のパスタ（乾麺）の量は約70g。「少ない！」と思うかもしれませんが、本書のレシピをお試しいただければ、想像以上の満足感に驚き、糖質オフのリバウンドに落ち込んだり、ダイエットの苦しさに疲弊したりする悩みから解放されるはずです。

理由2

やせるパスタの「ソース」と「具材」が、ダイエットの敵「糖と脂肪」をセーブする

　やせるポイントは「パスタ」だけではありません。人の代謝メカニズムや栄養学に基づいて考案した「ソース」と「具材」を合わせると、糖質の吸収を抑えたり、脂肪燃焼効果を高めたりすることができてしまうんです。その秘密は、オイル、タンパク質、冷製ソース……。詳細は本文でしっかり紹介します！

> 理由3
>
> # ミートソースもカルボナーラもOK！
> # 簡単に作れるストレスフリーな31レシピ
>
> ダイエット中、スープやサラダだけで満足できますか？　本書では「おいしいものは、太る」という常識を打ち破るべく、人気のミートソースやカルボナーラを、"ちゃんとおいしいのに、やせるパスタ"に大変身させています。是非ともお試しください！　他にも、みんなが大好きな坦々麺やグリーンカレー、からあげなどを、パスタ料理として華麗にアレンジ。また、ほとんどのレシピが10分〜20分で作れるので、毎日負担なくダイエットを続けることが可能です。時短ワザもたっぷり紹介します！

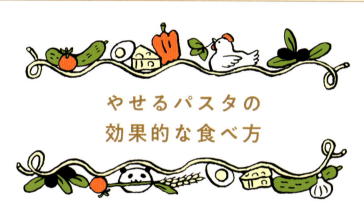

やせるパスタの効果的な食べ方

量	頻度	続ける工夫
●パスタ(乾麺)は1食70g ●具材は通常の2倍	●いつもの食事をパスタに置き換える ●理想は1日1食以上 ●疲れたときは休んでOK	●手抜き・時短ワザをフル活用 ●冷蔵・冷凍できる作りおきも活用 ●ちょい足し食材で満足度アップ ●息抜きパスタも取り入れる

　本書は、「楽しいダイエット本」です。ストレスなく、無理のないダイエットが自然と定着すること、モチベーションがぐんぐん上がることを目的としています。この本の担当編集者（女性）は、30歳になり、下っ腹が出て背中や肩に肉がつく……といった体型の変化に悩んでいました。そこで、本書のレシピを1日1食実践してもらったところ、なんとたった20日で8年ぶりの理想体重に。「魚、肉、野菜が豊富だったので、食生活が整い、胃もたれや肌荒れも改善しました！」とのことです。

はじめに

　ダイエットには、我慢がつきものなのでしょうか？

　「糖質オフ」「断食」「朝ごはんを抜く」……など、世間で話題になったダイエット法は数知れず。しかもそれらに対して、各界の専門家が研究データを提示しながら、"効果アリ・ナシ"の大論争を繰り広げています。そしてなかには、失敗やリバウンドといった苦い経験を重ね、「果たしてどれが正解なのか……」と、深刻なダイエット迷子になっている人も少なくないはずです。

　そんなみなさんの心が少しでも軽くなるようなダイエット本を作りたい、そう思い本書を書きました。

　2018年4月、カナダ・トロントのセント・マイケルズ病院の研究チームにより、「パスタは炭水化物でも白米やパンとは違う健康食品であり、食べても太らない」という内容が発表され、大きな話題となりました。
　たしかに、これが本当だとすれば、都合がよすぎる夢のような話ですよね。そして、(想像通り)発表の内容や研究体制などに対し、「怪しい！」「おかしい！」といった疑問、批判もよせられました。

　しかし、事実として言えるのは、「パスタは他の炭水化物に比べて、GI値が低い」ということ。
　「GI値が低い」とは、血糖値がゆるやかに上昇・下降することを意味しており、その結果、脂肪が蓄えられにくくなります。つまり、白米やパンの代わりにパスタを食べることで、無理のないダイエットが可能であることは、紛れもない事実なのです。

したがって本書では、「パスタをどのように食べれば、おいしく楽しくダイエットができるか」ということをわかりやすく紹介していきます。

さらに、ダイエットはそう簡単にはうまくいかないことを加味しながら、我慢や継続することによるストレスが生まれないように、ダイエット中に生じる悩みごとへの対処法も紹介しています。

本書の登場人物である、もち子ちゃんの「ダイエット物語」を通じ、ダイエットをストレスなく続ける方法が学べるようになっているので、楽しみながら読んでいただければ嬉しいです。

つまり本書で大切にしたいのは、パスタを愛する人々が真のダイエットとなる「パスタの食べ方」を、できるだけ簡単に習得していただくことなのです。

どんなにすごいダイエット理論があったとしても、人間には感情豊かな心が宿っているので、そう簡単に、理屈通りにはいかないものです。
人間の幸せをカタチ作るうえで重要な「おいしい」と「楽しい」という感情を軽視している限り、ダイエットは本当の意味で成功しないので、ぜひ、「楽しむ気持ち」も大切にしてください。

ちなみに、かく言う私も、自他ともに認める食いしん坊。やせたい願望と食欲との戦いはなくならず、チョコチップクッキーをご満悦に食べ続けるスヌーピーが、何度となく私の夢に現れるほどです。

食べることは、人生の大きな喜び。
この本が、少しでも多くの方にとって、楽しく軽やかな幸福・口福になれば嬉しく思います。

食文化研究家　スギ アカツキ

やせるパスタ31皿●目次

パスタは、ダイエットの強い味方だった！……**002**

はじめに……**004**

やせるパスタ3つのルール……**009**
主な登場人物の紹介……**010**
[もち子のダイエット物語①] もち子、パスタダイエットと出会う……**011**
本書の使い方……**014**

序章 なぜ、パスタでやせるのか？

[もち子のダイエット物語②] パスタで本当にやせるんですか？……**018**
[もち子のダイエット物語③] 「やせるパスタ」の正体とは⁉……**020**
[もち子のダイエット物語④] ダイエット効果を高める「やせるソース」とは⁉……**022**
[もち子のダイエット物語⑤] お腹が空きにくい「やせる具材」とは⁉……**023**
ちょい足し食材一覧表……**024**

第1章 パスタを茹でてすぐ完成！簡単10分パスタ

[もち子のダイエット物語⑥] 私、料理初心者なんです……**028**
01 濃厚たらこスパ！……**030**
02 太らないカルボナーラ……**032**
03 しらすと枝豆のコクうまパスタ……**034**
04 やみつき納豆チーズパスタ……**036**
05 ブロッコリーとツナの魔法パスタ……**038**
06 いか たっぷりやみつきパスタ……**040**
パスタダイエットを続けるコツ① もっと麺が食べたくなったら………**042**

第2章 あると便利！ 作りおきパスタソース

[もち子のダイエット物語⑦] 毎日料理なんて、できません……**044**

07 コクうまミートソース……**046**

08 幸せアボカドソース……**048**

09 ごろごろ野菜のカポナータソース……**050**

10 超万能きのこソース……**052**

11 ぷるぷる手羽先ソース……**054**

パスタダイエットを続けるコツ②　パスタの種類を楽しむ……**056**

第3章 どかんと満腹！ 肉パスタ

[もち子のダイエット物語⑧] お肉も食べていいですか？……**058**

12 ローストビーフのマウンテンパスタ……**060**

13 鶏むね肉とナッツのパスタ……**062**

14 砂肝コリコリ味噌パスタ……**064**

15 からあげのジューシーパスタ……**066**

16 豚もも肉のサイコロパスタ……**068**

パスタダイエットを続けるコツ③　カラフルな食器を活用する……**070**

第4章 美容にも効く！ 野菜・魚介パスタ

[もち子のダイエット物語⑨] "野菜たっぷり"を叶えてください……**072**

17 鮭と小松菜のボリュームパスタ……**074**

18 たらとほうれん草のクリームパスタ……**076**

19 さば缶で輝くグリーンカレーパスタ……**078**

20 魚介たっぷりぺぺロンチーノ……**080**

21 屋台やきそば風パスタ……**082**

パスタダイエットを続けるコツ④　"甘さ"がほしくなったら……**084**

第5章 心安らぐ！ あったかスープパスタ

[もち子のダイエット物語⑩] ダイエットに疲れてきました……086
22 ダシが美味！ チゲ風スープパスタ……088
23 鶏の滋養スープパスタ……090
24 アサリタン……092
25 パスタでカレー南蛮……094
26 えびたっぷりエスニックパスタ……096
パスタダイエットを続けるコツ⑤　罪悪感よ、サヨウナラ～……098

第6章 豪華さ満点！ 爽やか冷製パスタ

[もち子のダイエット物語⑪] ダイエットの必殺技ありますか？……100
27 かつおのたたきの冷製パスタ……102
28 冷やし坦々パスタ……104
29 ハワイ風ポキの冷製パスタ……106
30 とろとろサーモンの冷製パスタ……108
31 冷製コーンスープパスタ……110
パスタダイエットを続けるコツ⑥　お酒を飲みたいときはどうしよう？……112

はらぺこさんのサンクチュアリ 副菜おかず帳……113
ごほうびパスタを作ろう……116
[もち子のダイエット物語⑫] パスタで恋もうまくいく！……118

おわりに……122

巻末付録　やせるパスタ専用メジャー

[ブックデザイン] 奥定泰之
[イラスト] 伊藤ハムスター
[本文DTP] 一企画
[スタイリング・写真] スギアカツキ

やせるパスタ 3つのルール

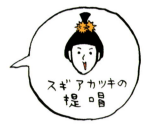
スギアカツキの提唱

[ルール❶] いつもの食事をパスタに置き換える

ダイエットのこの悩みに効く！ 糖質

　パスタは、白米と同重量で比較すると糖質含有量が少なく、GI値が低い（血糖値がゆるやかに上昇・下降する）という特徴があります。つまり、パスタダイエットの方法は、いつもの食事、たとえば白米やパンを食べるシーンをパスタに置き換えるだけ。その頻度が上がるほど、ダイエット効果が期待できます。

[ルール❷]「やせるソース」「やせる具材」を楽しむ

ダイエットのこの悩みに効く！ 三日坊主

　「食べる量をいつもの半分に」といった極端な発想は絶対にダメ。満腹感を犠牲にすると、人間の本能（＝おいしい〜〜満腹！ 幸せ♪）に逆らってしまうので、長続きしません。パスタは、合わせるソースや具材、オイル、調理法によって糖質の吸収率や血糖値の変化をゆるやかにできます。つまり、ダイエット料理を作りやすい主食なのです。また、ソースや具材のバリエーションを楽しめるので、飽きずにダイエットを継続できます。

[ルール❸] 我慢しない

ダイエットのこの悩みに効く！ ストレス

　リバウンドの一番の原因とされるのが、我慢やストレス。どんなに強い意志を持った鉄人でも、我慢の連続は心と体に悪影響を及ぼします。欲求（食欲）に逆らった行為（ダイエット）は、長く続かず、いい結果につながりません。本書は「おいしさ・満腹ファースト」を掲げたストレスフリーのダイエットを提案します。また、どうしても「もっと！」という場合のために、ちょい足し食材（P24〜参照）や、副菜おかず（P113〜参照）を紹介しています。

主な登場人物の紹介

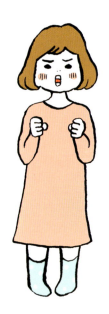

もち子

食べることが大好きで、ダイエットが趣味のアラサー女子。これまで数々のダイエットに挑戦するも、挫折やリバウンドを繰り返しているダイエット迷子。憧れのホソノ先輩とのデートにむけて、パスタダイエットを実践する。

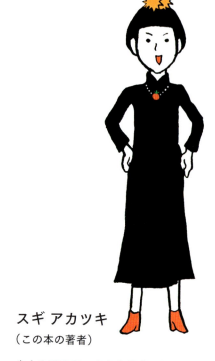

スギ アカツキ
（この本の著者）

食文化研究家。東京大学農学部卒。大学で栄養学や食に関する科学的知識を学ぶが、「食は科学や理論だけでは語れない」と気づき、現在に至る。本書では、もち子にパスタダイエットを伝授する。モットーは「おいしく楽しく食べる」。ウニが好き。

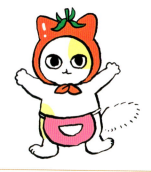

ズボラン

本書イチのちゃっかり者で、料理のあらゆる「時短ワザ・手抜きワザ」を教えてくれるカワイイ生き物。お腹には夢と希望がつまっている。

もち子のダイエット物語①

もち子、パスタダイエットと出会う

　もち子には気になるヒトがいた。
　その相手は、大学時代の先輩で3歳上のホソノ氏。長身でスタイル抜群のスポーツマン。その引き締まった体と爽やかな笑顔は、多くの女性を魅了してきた。ホソノ氏の後輩のもち子は、彼から可愛がられる存在ではあるが、"兄と妹"のような関係。
　「このままでは、他のヒトにホソノ先輩を取られてしまう！　なんとかせねば！」。そう思っているもち子は、今度の大学時代の集まりでの、ホソノ氏との再会に秘めたる思いを燃やしていた。

（奥手な私、サヨウナラ！
今日こそは、ホソノ先輩にデートを申し込む……）。
ホソノ先輩、お久しぶりです！　相変わらず爽やかで素敵ですね〜！　よ、よろしければ、今度ごはんに連れて行ってもらえませんか？　あっ、できれば2人で行きたいんです！　私、食べるの大好きなんで！（支離滅裂）

おー、もち子ちゃん！　相変わらず元気だね〜！　ごはんを2人で（笑）？　いいよ〜、どこがいいかな。

（すでに昇天）えーっと……、私、何でもよく食べてよく飲むので、居酒屋でも立ち飲みでもホテルでも、なんでもOKです！

えっ！？　ホテル……、ホテルレストランね（笑）。よし、どこか夜景がキレイなお店でも、探しておくよ！

じゃあ、私、夜景と先輩に見合うように、7センチヒールを履いて、大人っぽいワンピースを着て行きますから、た…たた楽しみにしておいてください！（渾身の発言、いや失言）

そんな変な無理しなくていいよ〜（笑）。
もち子ちゃんは、"ぽっちゃりカワイイ感じ"が魅力なんだからさっ！

――もち子の時間が止まる。

（え……ぽっちゃり？ たしかにモデル体型ではないけど、標準よりは少しやせているはず……（汗）。体重だって、何だかんだでつじつまを合わせているから、そんなに増えていない。ちょっと肉がついた二の腕、腰まわり、顔まわりは男性好みの愛嬌、むしろ女の武器じゃないの？ そういえば、最寄りの駅前にジムがあった。そうだ、ジムに行こう。先輩とのデートまでにジムでやせれば努力家の一面もアピールできて一石二鳥ではないか……ってすでに失恋気分）
あはは、ホソノ先輩そう思ってたんですか……、ありがとうございます…（必死の笑顔）。

食事の日だけどさ、僕、今月は海外出張で日本にいないから、ちょうど１カ月後の今日でいいかな？ お店、決まったら連絡するね！

は、はい……お店選び、お任せしてしまい、恐縮ですが、ありがとうございます…（必死のお礼）。

ということで、ひとまず１カ月後にデートの約束は取りつけたもち子。

その翌日。もち子は傷心のまま、ランチをしにひとりでカフェへ。誰にも気持ちを打ちあけられず、ブツブツと弱音をつぶやくことしかできなかった。

（ブツブツ）私って、何をやってもダメな女。これまでもいろんなダイエットを試してきたけど、たいてい失敗しているし、糖質オフだって、最初は人生最高レベルにやせたけど、結局リバウンドしてプラス２キロ。（ブツブツ）こんなんでホソノ先輩とデートしても、相手にされずにぬいぐるみ扱いされるのが、オチ……。そもそも、私なんか、ホソノ先輩に似合う女じゃないんだ……（泣）。

この独り言から、あまりにも悲しみがあふれていたのか、ある救いの一声が。それは、隣に座っていた"ナゾの女性"が発したものだった。

何をそんなに落ち込んでいるの？ あなたみたいに未来ある人が、そんな悲しい顔をしていたらダメでしょ！ ずばり言うけど、さっきの独り言から察するに……好きな人に振り向いてもらうためにやせたいんでしょ！
あなた、「パスタ」はお好き？

"鳩が豆鉄砲を食ったよう"とはこのこと。知らないヒトにいきなり声をかけられ、とても驚いたが、あまりにも落ち込んでいたからなのか、警戒心ではなく"気にかけてもらった嬉しさ"をもち子は感じていた。

パ、パスタは好きですけど、あなたは一体！？
というか、はじめましてですよね…？

ダイエットで悩んでいるようだったから、パスタダイエットを教えてあげようと思ったの。あ、「パスタダイエット」って、私が提唱していて、これがなかなか評判がいいダイエット法なのよ。
　私は食文化研究家だし、大学で栄養学や基礎医学、細胞情報学なども学んだわ。だからウソは教えないし、かといってただ科学的に正しい知識やダイエット法だけを教えるつもりもない。だって、科学的に正しくったって 食欲からは解放されないでしょ？　だから、ストレスなく、楽しく長く続けられる、真のダイエットを教えてあげたいの、それが、パスタダイエットなの！
　……あ、名前はスギアカツキと言います。

（え、なんか急にテンションが高くなってる。だけど、悪いヒトではなさそう）
じゃ、じゃあ！ 教えてください。その「パスタでやせる」という方法を？　炭水化物のパスタでやせられるなんて思いませんが、それが本当なら、知りたいです！ ……あ、私はもち子と申します。

　もち子ちゃんと言うのね。パスタを食べて太ったとしたら、それは食べ方のコツを知らないだけよ。パスタダイエットは、無理なく生活に取り入れられて、何よりストレスフリーで続けられる素晴らしいダイエットなの！
　とにかく大切なのは、「楽しく、おいしく」。1カ月、私の提案通りにパスタ生活を堪能してくれれば、それだけでOK！　ダイエット中であることを忘れちゃうようなダイエットを体感できるはずよ！

本当ですか！（開眼）
わかりました。私、やればできる子なのできっと、やせてみせます！ スッキリ美人を目指して頑張ります！ だから、パスタダイエットのこと、教えてください！！！

　「これなら、1カ月後のデートにも間に合う！」そう思い、パスタダイエットの実践を決意するもち子。"楽しくっておいしいパスタダイエット"の開幕である。

＊この物語は、本書の主人公でもある"もち子ちゃん"を通して、パスタでやせる方法をわかりやすくお伝えすることを目的にしています。

本書の使い方

本書のレシピでは、ダイエットを後押しするさまざまな情報を紹介しています。ダイエットに役立つ情報はもちろん、料理をもっとラクにしてくれる手抜きワザもドーンと公開！ どこに何が書いてあるかをこのページで事前にチェックすれば、納得感が高まり、日々の料理をより楽しんでいただけますので、ぜひ、ご覧ください。

ズボランのささやき

本書イチのちゃっかり者、ズボランが料理の時短・手抜きワザを紹介！ 忙しいみなさんをズボランが優しくサポートします。

注目食材

各レシピの食材で、名実ともに"いい味"を出している食材を紹介！「おいしい」と「やせる」の両方を叶える、えらい食材です。

---

01 濃厚たらこスパ！

調理時間 **10分**

「たらこパスタは好きだけど、バターは入れたくない」という人にピッタリな1皿。噛みしめるごとに広がる和の旨味をご堪能ください。

材料 (1人分)

パスタ	70g
たらこ	1/2腹（約30g）
えのき	1/2袋（約100g）
焼きのり（千切り）	お好み量
青じそ（千切り）	お好み量
昆布だし顆粒	大さじ1
オリーブオイル	大さじ1
カロリーハーフマヨネーズ	大さじ1
しょうゆ	小さじ1

ズボランのささやき
たらこはお安い切れ子で十分デス！
のりやしそを切るのが面倒なら、
手でちぎっちゃってクダサイ！

作り方

① **下準備** えのきは2cmの長さに切る。ボウルに薄皮から取り出したたらこと★を入れて混ぜる。
② **茹でる** 昆布だし顆粒入りの熱湯でパスタを茹でる。茹で上がる1分前にえのきを加え、時間になったら一緒にザルに上げる。
③ **和える** ①のボウルにパスタとえのきを入れて、温かいうちに手早く和える。
④ **仕上げ** お皿に③を盛って、のりと青じそをたっぷりトッピングする。

注目食材　えのき
細くて長いえのきは、パスタのかさ増しに最適。パスタにもたらこにも馴染むように、長さのバランスは2cmがベスト。シャキシャキとした食感と独特の甘みが、パスタ全体をおいしく整えてくれる。

スギアカツキのささやき

「読むとお腹が空いてしまう」と評判のレシピ紹介文。読むだけで食欲がわくので、献立に迷ったときにもお役立てください。

おいしい写真

「食べておいしい見て楽しい」がモットーの盛り付け見本。器の色を鮮やかにしたり、パスタの曲線を整えたり…ちょっとしたことを真似すれば、食卓が途端に華やぎます。

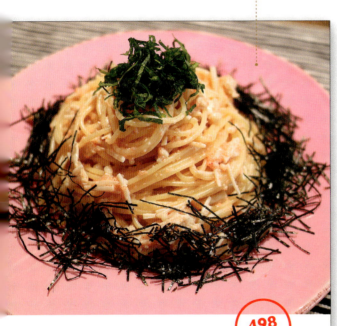

ちょい足し食材

やせるパスタで我慢はタブー。ストレスなく続けられるように、各レシピと相性のいいトッピングをご提案。「ちょい足し食材一覧表」(P24〜参照)とあわせてご覧ください。

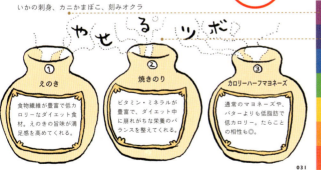

やせるツボ

組み合わせ次第でダイエット効果が高まる身近な食材の豆知識を紹介。レシピをアレンジするときにも役立つ「やせる知識」です。

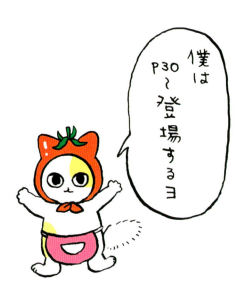

序章

なぜ、パスタでやせるのか？

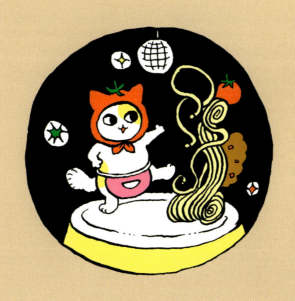

パスタで本当にやせるんですか？

もち子のダイエット物語②

　スギ氏との偶然の出会いからはじまった、もち子のパスタダイエット。食に関する知識と肩書を持つスギ氏の指導があるとはいえ、果たして本当にパスタでやせられるのか。イマイチ信じられないもち子は、勇気を出して思いを打ち明けることに。

もち子の不安と疑問

スギさん、私、本当にやせられるのでしょうか？　大好きなパスタをしっかり食べてやせられるなんて、そんな夢みたいな話…そうそうないと思うんですよ。

もち子ちゃん、その疑問が素晴らしい！　ダイエットを考えるうえで大事にすべきは、「理論」と「心」。つまり、==なぜやせるかを理解しながら、楽しくダイエットに取り組めるような精神状態であることが大切==なの。
ダイエットしなきゃ、と思っても、体重が落ちる仕組みをわかっていなかったり、疑問を抱えたままだったりすると、心がダイエットを受け入れられなくて、なかなかうまくいかないの。

仕組みを理解するか……、でも私、理系は大の苦手で、カロリーを意識するくらいしかできないです。それに、カロリー制限をしてもやせなかったから、きっと何かが間違っているんですよね…？

それはいい気づき！　そうなの、真のダイエットはカロリー制限だけではできないの。同じカロリーでも、"菓子パン"と"野菜たっぷり弁当"では栄養バランスが違うように、糖質ばかり食べた場合と、糖質にタンパク質や脂質、食物繊維を組み合わせた場合とでは、カロリーが同じでもダイエットの成果が変わってくるの！

じゃあ、私のパスタの食べ方は間違っていないはず。大盛パスタなんて頼んだことないし、==バターやオイルを使わないノンオイル系のパスタを選んだり作ったりしています！==

ふむふむ、なるほどね。もち子ちゃん、あなたが毎回食べているパスタの量は、何グラムか知ってる？

それくらい私でもわかります！ いつも"結束パスタ"を使っているので、100gです！ それを超えることはありません！！

もち子ちゃん、よく聞いて。乾麺のパスタ100gを茹でると240gになるんだけど、この240gを白米に重量換算すると、どんぶり飯1杯分と同じになるのよ。

つ、つまり、パスタ（乾麺）100g食べることは、どんぶり飯を食べていることと同じなんですね……（白目）。

もち子ちゃん、落ち込んではダメ！ 今気がついたなら大丈夫。詳しい話は次のページで解説するけど、ここで私が言いたいのは、一般的とされている1食分のパスタ（乾麺）100gは多すぎるということ。パスタ料理が悪いのではない。「食べるパスタの量」が間違っているだけなの！！

知らなんだ…（白目）。
そもそも「パスタ（乾麺）は1食100g」って誰が決めたんですか？

イタリアでは前菜やメインと一緒にパスタを楽しむのが定番なんだけど、日本では違う。パスタだけをドーンと楽しむでしょ。そうすると、パスタ1皿で満足する量が、100gに落ち着いたということだと思うのよね。

スギさんの言いたいことがわかりました。パスタでやせるなら、まずはパスタの量の見直しが必要ということですね。でも、「量を減らす」って、"ザ・ダイエット""ザ・我慢"ってかんじで、挫折しそうです。「楽しい・おいしい・ストレスフリーのパスタダイエット」の看板に偽りアリじゃないですか…。

じつは、その不安をフォローしているところが、パスタダイエットの素晴らしいところなの。もちろん、単に量を減らすだけの我慢勝負のダイエットではないから安心して。さあ、パスタの量を無理なくコントロールしながら、お腹いっぱい食べて、ダイエット効果もある極意を解説していくわね！

もち子の気づき
- ダイエットはカロリー制限だけでは成功しない
- パスタ（乾麺）1食100gは、どんぶり飯1杯を食べているのとほぼ同じ

「やせるパスタ」の正体とは!?

もち子のダイエット物語③

じゃあ、パスタダイエットの仕組みを解説していくわね！
まず最初に、みんなが気にしている「糖質」について。パスタ（乾麺）と白米（炊飯）の糖質量とカロリーを比較します！

パスタ（乾麺）100gを茹でると240gとなる。これは単純に重量換算すると、"どんぶり1杯によそった白米と同じ"とさっき説明したわよね。

パスタは白米と比べて糖質量が少ないものの、100gだと普通のお茶碗1杯分の糖質量はオーバーしていることに注目して。

> 糖質の比較
> パスタ乾麺100g＝茹でパスタ240g　糖質量69.5g、378kcal
> 白米どんぶり1杯240g　　　　　　糖質量87.9g、403kcal
> 白米茶碗1杯140g　　　　　　　　糖質量51.5g、235kcal

つまり、パスタ（乾麺）100gは糖質の観点からだと、量を食べすぎていることになるの。

ここで、ダイエットに直結する大切な情報を。
そもそもパスタは、パンや白米よりもGI値が低い点で、ダイエット向きであることはまぎれもない事実なの！

> GI値の比較
> パスタ：65　　食パン：95　　白米：88　　ロールパン：83

GI値（glycemic index）が低い食べ物のすごいところは、脂肪を蓄えにくくして、太りにくくしてくれるところ！

細かく説明すると、GI値とは、食品が体内に取り込まれて糖になり、血糖値が上がるまでのスピードを、ブドウ糖を基準（100）として測った数値。GI値が低いほど余分な脂肪が蓄えられにくく、太りにくくなる。また、血糖値がゆるやかに上昇・下降するため、お腹が空きにくくもなるの。

つまり、同じ糖質量なら、白米よりパスタのほうが太りにくいのよ！ただ、繰り返しになるけど、パスタ（乾麺）を1食100g食べてしまうと、どんぶり飯1杯分を食べたことと同じになるから、1食分のパスタの量をお茶碗1杯分のご飯と同じ糖質にする必要があるの。

ずばり、ダイエットに適した1食分のパスタの量(乾麺)はこちら！

==パスタ(乾麺)74g　　糖質量 51.4g、279kcal==

つまりパスタを「乾麺約70g＝白米茶碗1杯分の糖質量」にして、白米生活よりもダイエットしやすいメニューを作るということがパスタダイエットの戦略なの。

《パスタダイエットの基本》
==パスタ(乾麺)70gで、お腹いっぱいになるおいしいパスタ料理を食べて、楽しくストレスフリーのダイエットを続ける==

そのパスタ(乾麺)の量1食70gで、パスタダイエットを後押ししてくれる方法とは、「やせるソース」と「やせる具材」。この2つは、パスタをもっとおいしくしてくれて、満足度も生み出してくれる、スーパースター。さらに、ココだけの話、糖質の吸収をゆるやかにする効果があるの！

《教え》
==「やせるソース」と「やせる具材」とは、パスタ全体に満足度を生み出しながら、糖質の吸収をゆるやかにする効果を発揮してくれるスーパースターである。==

では、「やせるソース」と「やせる具材」について、次のページから詳しく解説していくわね！

もち子の気づき
- パスタは白米やパンと比べて、やせやすく腹持ちがいい
- 1食あたりパスタ(乾麺)70gでダイエットができる
- 「やせるソース」と「やせる具材」を活用すれば満腹になって、糖質のコントロールもできる

ダイエット効果を高める「やせるソース」とは!?

もち子の
ダイエット
物語④

まずは、「やせるソース」の話から。
このソースを作るためには、3つのポイントがあります!

まず1つ目は、「オイル」。
パスタ料理に使われるオイルと言えば、「オリーブオイル」が定番。でも、もち子ちゃんのようにカロリーを気にして、ノンオイルにしてしまう人がいるわよね。じつはこれが、大間違い。食用油をパスタと一緒に調理すると、糖質の吸収をゆるやかにしてくれる効果があるの!
つまり、パスタをそのまま食べるよりも太りにくい食べ方なの。
でも、もちろん使いすぎはよくないので適量(大さじ1〜2杯程度／1食につき)を必ず守ってね。ちなみにどのオイルにも同様の効果があるけど、オリーブオイルには心筋梗塞や脳梗塞などのリスクを下げるといった健康効果もあるから、優先的に活用したいところ。

次に2つ目のポイントは、「スープスタイル」。
空腹時に温かいスープを飲んだとき、ホッとする幸福感を経験したことがあるでしょ? 腸を温めると満腹を感じやすくなるんだけど、まさにその満足感を活用したのがスープパスタよ。

最後に3つ目のポイントは、「冷製」。
これは麺を含むパスタ料理全体を冷たく冷やすということ。茹でたパスタを氷水でしっかり冷やすと、「レジスタントスターチ」というデンプンが増えるの。これは糖質として吸収されにくく、カロリーになりにくい特徴を持つから、ダイエットに好都合。しかも冷製パスタって、どれも"特別感"や"ごちそう感"を演出しやすいから、おいしいパスタ作りには欠かせない選択肢にもなるわ!

もち子の気づき

- 「オイル=太る」は大きな誤解
- スープパスタは満足度を高めるために有効である
- パスタは冷やすと、糖質の吸収が抑えられカロリーになりにくい

お腹が空きにくい「やせる具材」とは！?

もち子のダイエット物語⑤

では次に、「やせる具材」について。
こちらも 3 つのポイントがあります！

まず 1 つ目は、「使う具材の量を従来の 2 倍以上にする」こと。これは、満足度アップのための最も簡単な手法。パスタ全体のボリュームアップにつながるだけではなくて、さらに噛む回数も増えるため、"お腹いっぱい〜〜！"になりやすいの。
だけど、だからといって何を加えてもいいわけでもないわ。ダイエット効果を高めるために、「タンパク質」と「食物繊維」を重視して食材選びをしましょう。

そこで 2 つ目のポイントは、「タンパク質」の活用。タンパク質は肉、魚、豆類などに含まれる、筋肉の素となる栄養素。筋肉が増えると基礎代謝や消費カロリーも増えるため、脂肪が燃焼しやすくなるの。理想的には、高タンパク質低脂肪。しかしコレ……、あんまりこだわりすぎるとストレスが溜まるかもしれないから、程々に意識するくらいで OK！（※ただしアスリートを目指すなら別）

最後に 3 つ目のポイントは、「食物繊維」の活用。食物繊維は、前述のオイルと同様に糖質の吸収をゆるやかにする効果があるの。食べ順ダイエットや、トクホ飲料（難消化性デキストリン含有のもの）はこの理論を活用したもの。食材選びで意識できるポイントは、野菜やきのこ類、海藻類を積極的に使って、おいしいパスタ料理を作ること。
その他、ダイエットにつながる代謝促進効果のある栄養素もあるから、それらについては各レシピの中で紹介していきますね！

もち子の気づき

- 満腹感を高める最も簡単な方法は具材の量を 2 倍以上に
- タンパク質は体づくりや脂肪燃焼のために必要
- 食物繊維は糖質の吸収をゆるやかにしてくれる

ちょい足し食材一覧表

パスタダイエットの基本となるのが、本書のレシピ。まずはレシピ通りに作ってみて

❶ 野菜（食物繊維）を足す

①きのこ類

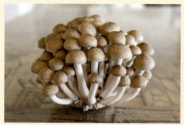

しめじ、えのき、エリンギなどなど、好みのきのこをチョイスして、パスタと一緒に茹でたり、具材と一緒に炒めたりしましょう。

②小松菜

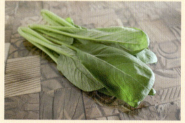

シャキシャキとした食感や食べごたえ、手ごろな価格が魅力。他の緑黄色野菜と比べてクセもなく、パスタと相性抜群。

③ブロッコリー、パプリカ

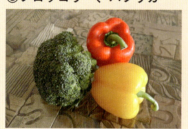

ダイエット中に嬉しいビタミン類が豊富に含まれています。冷凍品が手ごろな価格で売られているので、それをストックするのも◎。

④わかめ

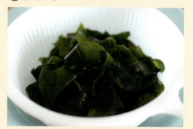

仕上げにちょっと添えたり、スープパスタの中に入れたりして楽しみましょう。乾燥わかめを活用してもOK。

❷ タンパク質を足す

⑤サラダチキン

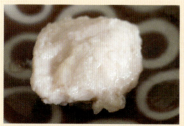

コンビニでおなじみですが、スーパーでも購入可能。使い方次第でメイン料理にもなり、ダイエット肉として秀逸です。

⑥カニかまぼこ

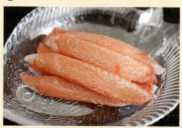

仕上げにトッピングするだけでシーフード感がアップ。見た目の彩り演出にも貢献してくれます。

ください。ですが、「物足りないかも…」と感じた場合は、次の「ちょい足し食材」を加えてみてください。加えるだけで、ダイエット効果アップ、満足度アップの効果が期待できます。各レシピに合わせて、他にもたくさんの食材を紹介しています。

❸ コクや旨味をアップさせる

⑨粉チーズ

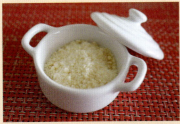

大さじ1杯あたりのカロリーは約30kcal。程よい塩分が料理にコクと旨味を与えてくれます。

⑩ミックスナッツ

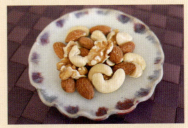

良質な脂質を含むため、程よく取り入れればダイエット中の栄養不足やストレスを解消してくれる存在です。

⑪卵黄

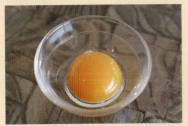

ミートソースや冷製パスタに追加するだけで、まろやかなおいしさが広がります。温泉たまごよりも味にメリハリがあります。

⑫ギリシャヨーグルト

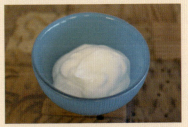

高タンパクで低脂肪にもかかわらず、生クリームのようなコクが楽しめます。酸味が控えめなのでどんな料理にも対応可能。

⑦うずらの卵

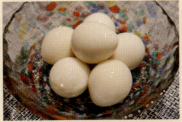

通常の卵と同様に、栄養バランスがよく、低糖質。お皿にのっているだけで気分が高まるハッピー食材。

⑧ミックスビーンズ

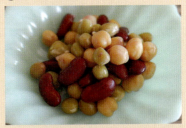

シンプルに蒸したレトルト品が手ごろな価格で購入できます。肉や魚にはないホクホク感を楽しめます。

[本書のルール]

- パスタは、2ℓのお湯に大さじ1杯強の塩を加えて茹でるとおいしく茹で上がります。
- 各レシピにある「調理時間」に、パスタを茹でるお湯を沸かす時間は含まれていません。
- 大さじ1杯＝15ml、小さじ1杯＝5mlです。
- しょうが1片の目安は、にんにく1片と同じくらいの量です。
- 31のレシピは順番通りではなく、気になるものからお試しください。
- 好きな食材は、どうぞ増量してください。
- 嫌いな食材は、抜いても構いません。

第 1 章

パスタを茹でてすぐ完成!
簡単10分パスタ

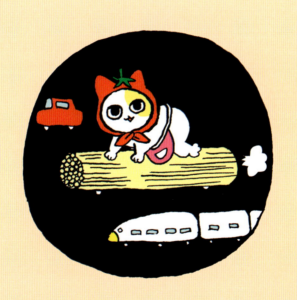

私、料理初心者なんです

スギさん、私は料理上手な女じゃないんですが、それでもおいしいパスタが作れるのでしょうか？

もちろん心配することはないわ。
この章で紹介するレシピは、どんな料理初心者の人でも不安なく、簡単に作れるものばかりだから！

でも、ダイエット向きの特別なパスタだから、すごい調理器具とか高い材料や調味料を使うこともありますよね？

いやいや、そこも安心して。
調理器具や調味料が十分でないひとり暮らしの人でも、作りやすいように工夫してあるわ！

つまり、私のような面倒くさがりでも大丈夫ということでしょうか？

<u>ダイエットには、モチベーションや取り組みやすさが重要。</u>
さあ、まずは最も簡単なパスタ料理からはじめていきましょ。和えるだけ、混ぜるだけで作れてしまうの！

えっ！？ それだけですか？ それなら私でも作れそう！

それから、パスタダイエットをはじめるにあたって改めて、パスタダイエットの基本（P21 参照）を思い出して。
最低限守ってもらいたいことは、<u>「パスタ（乾麺）1食分の量を70g」にする</u>ということ。本書にカワイイ「やせるパスタ専用メジャー」（巻末付録）をつけたので、それを活用してね。

これは便利ですね、しかもカワイイ…！ 冷蔵庫に貼ってすぐ使えるようにします。

あとは、各レシピに、「やせるツボ」をまとめてあるわ。
ダイエットをサポートする食材について紹介しているから、ぜひ楽しみながら覚えてほしいわ！

作って食べながら自然とダイエット知識も学べるなんて、ワクワクしてきました!!

そうね、その気持ちが大切よ。
これは、特に大事にしてもらいたいことなのだけど、私たちは心ある生き物。「もっと食べたい」と感じることだってあるはず。
そんなときは、「ちょい足し食材一覧表」(P24〜参照)や、「はらぺこさんのサンクチュアリ/副菜おかず帳」(P113〜参照)から食べたいものを選んでみて。どれも簡単に取り入れられるし、ダイエット中でも食べてOKよ!

食べたい欲求をわかってくれるなんて、感動です!
どうしても食べたいときに、必死に我慢していたけれど、我慢が爆発してリバウンドしていたんだと思います。

あと、この章で守ってもらいたいことは、オイルをしっかり絡めること。「オイル＝太る」と思っている人もいるけど、食用油とパスタを組み合わせると糖質の吸収をゆるやかにしてくれる効果があるから、ダイエットに最適なの! オイルは、オリーブオイルがベストね。

それなら私にもすぐできます。早速、オリーブオイルを買ってきます!

もち子の気づき

- 和えたり混ぜたりするだけの簡単パスタからはじめる
- めげそうになったら、我慢しないで、「ちょい足し食材」や「副菜おかず」を活用する
- オリーブオイルを駆使して、糖質の吸収をゆるやかにする

01 濃厚たらこスパ！

調理時間

「たらこパスタは好きだけど、バターは入れたくない」という人にピッタリな1皿。噛みしめるごとに広がる和の旨味をご堪能ください。

材料 (1人分)

パスタ	70g
たらこ	1/2腹(約30g)
えのき	1/2袋(約100g)
焼きのり(千切り)	お好み量
青じそ(千切り)	お好み量
昆布だし顆粒	大さじ1

★ オリーブオイル	大さじ1
カロリーハーフマヨネーズ	大さじ1
しょうゆ	小さじ1

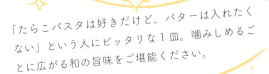

たらこはお安い切れ子で十分デス！のりやしそを切るのが面倒なら、手でちぎっちゃってクダサイ。

作り方

① **下準備** えのきは2cmの長さに切る。ボウルに薄皮から取り出したたらこと★を入れて混ぜる。
② **茹でる** 昆布だし顆粒入りの熱湯でパスタを茹でる。茹で上がる1分前にえのきを加え、時間になったら一緒にザルに上げる。
③ **和える** ①のボウルにパスタとえのきを入れて、温かいうちに手早く和える。
④ **仕上げ** お皿に③を盛って、のりと青じそをたっぷりトッピングする。

注目食材 えのき

細くて長いえのきは、パスタのかさ増しに最適。パスタにもたらこにも馴染むように、長さのバランスは2cmがベスト。シャキシャキとした食感と独特の甘みが、パスタ全体をおいしく整えてくれる。

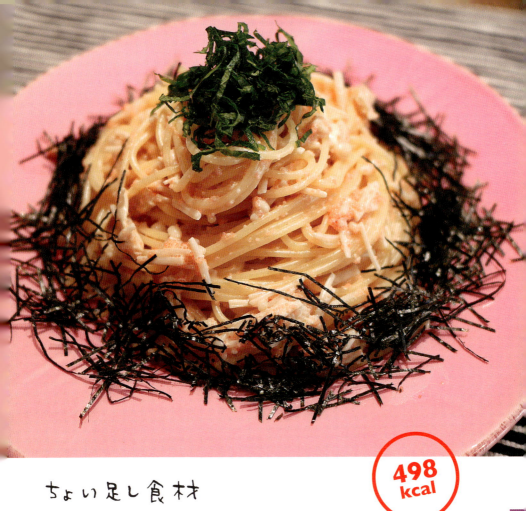

498 kcal

ちょい足し食材

いかの刺身、カニかまぼこ、刻みオクラ

やせるツボ

① えのき
食物繊維が豊富で低カロリーなダイエット食材。えのきの旨味が満足感を高めてくれる。

② 焼きのり
ビタミン・ミネラルが豊富で、ダイエット中に崩れがちな栄養のバランスを整えてくれる。

③ カロリーハーフマヨネーズ
通常のマヨネーズや、バターよりも低脂肪で低カロリー。たらことの相性も◎。

02 太らないカルボナーラ

調理時間
10分

濃厚パスタの代表「カルボナーラ」をダイエット用にアレンジ。低糖質食品の卵黄とチーズを使用するので、思う存分、濃厚さを楽しみましょう。

材料 (1人分)

パスタ	70g
生ハム	3枚
白ぶなしめじ	1パック(約50g)
卵黄	1個
こしょう	少々

★
ギリシャヨーグルト	1/2個(約50g)
オリーブオイル	大さじ1
粉チーズ	大さじ2
しょうゆ	小さじ1/2

> 生ハムがないときは、普通のハムでも良いデスヨー！
> 白ぶなしめじがないときは、えのきで良いデスヨー！
> — ズボランのささやき

作り方

① **下準備** 生ハムは手でちぎり、白ぶなしめじは石づきを切って小房に分ける。ボウルに卵黄と★を入れて混ぜる。

② **茹でる** パスタを茹でる。茹で上がる1分前に、白ぶなしめじを加え、時間になったら一緒にザルに上げる。

③ **和える** ①のボウルにパスタと白ぶなしめじを入れ、温かいうちに手早く和える。

④ **仕上げ** お皿に③を盛って、こしょうをふる。

注目食材 ギリシャヨーグルト

「水切り製法」によって、本来含まれる乳清や水分を取り除いたヨーグルト。酸味が少なくクリーミーなので、生クリームの代わりとして活用できる。

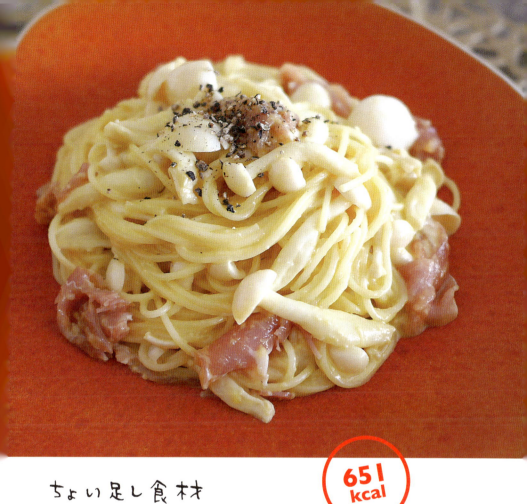

ちょい足し食材

生ハム増量、プロセスチーズ、温泉たまご

651 kcal

やせるツボ

① 生ハム
ベーコンに比べて余計な脂質がなくヘルシー。上品な香りも魅力。

② 白ぶなしめじ
茶色いしめじに比べて苦味などのクセがなく甘みがあるため、パスタに混ぜ込むと美味。

③ ギリシャヨーグルト
高タンパク質で低脂肪の発酵食品。できれば脂肪ゼロタイプを選びたい。

03 しらすと枝豆のコクうまパスタ

調理時間
10分

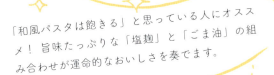

「和風パスタは飽きる」と思っている人にオススメ！旨味たっぷりな「塩麹」と「ごま油」の組み合わせが運命的なおいしさを奏でます。

材料 (1人分)

パスタ	70g
枝豆（茹で）	100g
しらす	20g

★
塩麹	大さじ1
ごま油	大さじ1

枝豆は冷凍ものでも十分デス！
枝豆は好きなだけ
ボンボン入れちゃってクダサイ！
しらすは目分量で入れちゃっても
大丈夫デス！

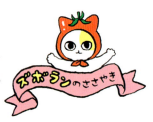

ズボランのささやき

作り方

① **下準備** ボウルに房から出した枝豆としらす、★を入れて、混ぜる。
② **茹でる** パスタを茹でる。
③ **和える** ①のボウルにパスタを入れて、温かいうちに手早く和える。

注目食材 枝豆

豆と野菜の両方の栄養を持った優秀野菜。タンパク質や食物繊維、カリウムなどが豊富に含まれるため、ダイエット中はとくに活用したい食材。

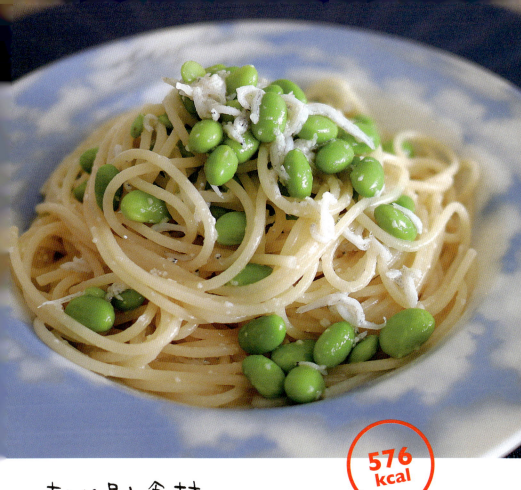

576 kcal

ちょい足し食材

温泉たまご、粉チーズ、焼きのり

やせるツボ

① 枝豆
糖質代謝に重要な役割を果たすビタミンB_1が豊富。

② しらす
カルシウムがダイエット中のイライラを抑えてくれる。

③ ごま油
旨味を与えながら、血糖値の急上昇を防ぐ。

04 やみつき納豆チーズパスタ

調理時間 **10**分

発酵食品が持つ濃厚な旨味が、パスタ全体に満足感を与えてくれます。青のりとオリーブオイルのマリアージュは必食の味！

材料 (1人分)

パスタ 70g

★
- ひきわり納豆 1パック
- プロセスチーズ(刻み) .... 1個(約60g)
- 卵黄 1個
- 漬物(刻み)※ 大さじ2
- 納豆のたれ 1袋
- からし .... 1袋(約1g)

★★
- 青のり 大さじ1/2
- オリーブオイル 大さじ1

※漬物はたくあん、ぬか漬けなど発酵タイプのものが◎

ひきわり納豆がなければ、粒タイプでも良いデスヨ！漬物がなければ、生きゅうりや生大根でも良いデスヨ！

ズボランのささやき

作り方

① 下準備　小ボウルに★、大ボウルに★★を入れて混ぜる。
② 茹でる　パスタを茹でる。
③ 和える　①の大ボウルにパスタを入れて、温かいうちに手早く和える。
④ 仕上げ　お皿に③を盛って、①の小ボウルの納豆ソースをかける。

注目食材　ひきわり納豆

植物由来のタンパク質であり、1パックでにんじん1本分の食物繊維が摂取できる。パスタと絡みやすいのは断然ひきわり。消化にもいいので一石二鳥。

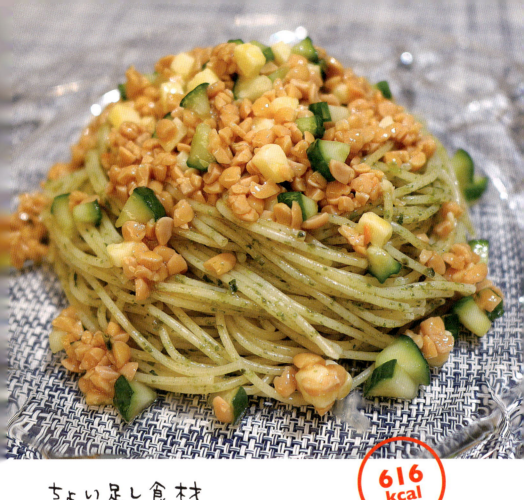

616 kcal

ちょい足し食材

ひきわり納豆増量、プロセスチーズ増量、刻み野菜

やせるツボ

① 納豆
豆類の中でも低糖質（2.5g/1パックあたり）。納豆キナーゼの働きで血液サラサラに。

② プロセスチーズ
低糖質食材。ダイエット中のストレス、イライラを抑えるカルシウムも含まれている。

③ 青のり
ビタミンやミネラルが豊富で、ダイエット中の栄養バランスを整えてくれる。香りも◎。

05 ブロッコリーとツナの魔法パスタ

調理時間 **10分**

刻んだブロッコリーをパスタと一緒に茹でれば、ブロッコリーの甘みがパスタに魔法をかけて、おいしさもボリュームもアップしてくれます。

材料（1人分）

- パスタ(ショート)※ 　70g
- ブロッコリー 　小房5個
  - ※ロングパスタでも可

- ★ ツナ缶(ノンオイル)　1缶
- ★ 鶏がらスープの素　小さじ1
- ★ オリーブオイル　大さじ1

ズボランのささやき
ブロッコリーは冷凍ブロッコリーでもOKデス！
ツナ缶はノンオイルがなければレギュラー品でOKデス！
でも、しっかり油分をきってクダサイ！

作り方

① **下準備** ブロッコリーは細かく刻む。ボウルに★を入れて混ぜる。
② **茹でる** パスタを茹でる。茹で上がる5分前（冷凍は2分前）にブロッコリーを加え、一緒にザルに上げる。
③ **和える** ①のボウルにパスタとブロッコリーを入れ、温かいうちに手早く和える。

注目食材 ブロッコリー

優しい甘味を感じる野菜だが、じつは低糖質（0.8g/100gあたり）で低カロリー。パスタのかさまし食材としても新鮮な味わいを与えてくれる。

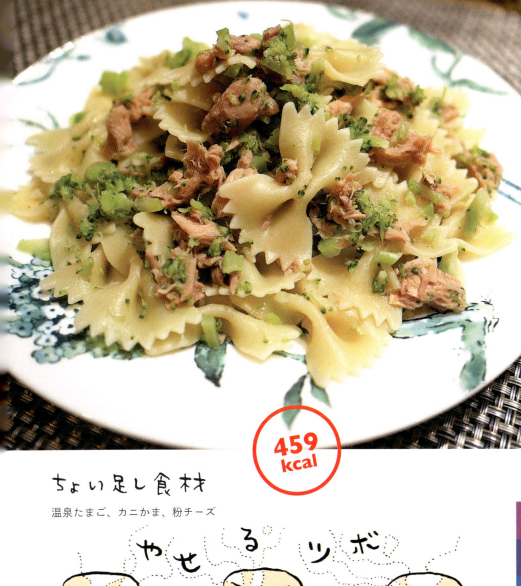

459 kcal

ちょい足し食材

温泉たまご、カニかま、粉チーズ

やせるツボ

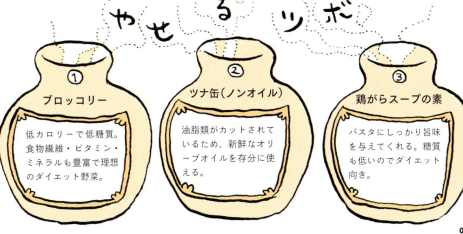

① ブロッコリー
低カロリーで低糖質。食物繊維・ビタミン・ミネラルも豊富で理想のダイエット野菜。

② ツナ缶（ノンオイル）
油脂類がカットされているため、新鮮なオリーブオイルを存分に使える。

③ 鶏がらスープの素
パスタにしっかり旨味を与えてくれる。糖質も低いのでダイエット向き。

06 いか たっぷりやみつきパスタ

調理時間 **10**分

味付けはいかの塩辛だけですが、このおいしさはやみつきになります。いかの刺身がたっぷり入った、食感と海の風味が楽しめる1皿。

材料 (1人分)

パスタ	70g
いかの刺身(胴部分)	1/2杯

★
- いかの塩辛　　大さじ1
- オリーブオイル　大さじ1.5
- 白こしょう　　少々

青じそ(千切り)	3枚
生レモン	1/2個
	(レモン汁なら大さじ1)

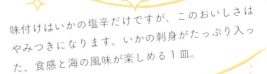

いかの刺身は切り身で売っているものを買えば簡単デスネ！
生レモンがなければ、市販のレモン汁でも大丈夫デスヨ！

作り方

① **下準備** いかの刺身は5cmの長さに短冊切りする。ボウルに切ったいかの刺身と★を入れて混ぜる。
② **茹でる** パスタを茹でる。
③ **和える** ①のボウルにパスタを入れて、温かいうちに手早く和える。
④ **仕上げ** お皿に③を盛って、青じそを添え、レモンをしぼりかける。

注目食材 ▶ レモン

レモンに含まれるビタミンCは、ストレスへの抵抗力をアップさせ、さらに体の基盤となるコラーゲンの合成に関わっている。できるだけ生レモンを使用して、たっぷりかけて楽しみたい。

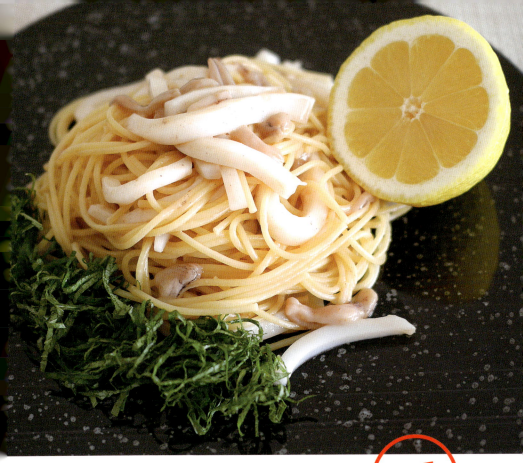

565 kcal

ちょい足し食材

えのき、カロリーハーフマヨネーズ、焼きのり

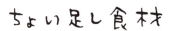

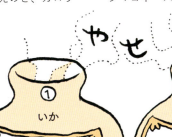

① いか
良質なタンパク質を含み、低カロリー。タウリンがコレステロールの代謝促進に寄与する。

② 青じそ
カルシウムとβ-カロテンが多く、β-カロテン含有量は緑黄色野菜で飛び抜けている。

③ 生レモン
クエン酸が持つキレート作用により、カルシウムや鉄分の吸収を高めてくれる。

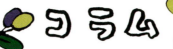

パスタダイエットを続けるコツ①
もっと麺が食べたくなったら…

本書で掲げている「1食あたりのパスタ（乾麺）を70gにする」というルールですが、「たまにはもっと食べたい！」と感じることもあるでしょう。そんなときの対処法として提案したいのが、「全粒粉パスタ」と「低糖質パスタ」です。

①全粒粉パスタ

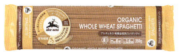

有機全粒粉スパゲッティ
（アルチェネロ）

写真提供：日仏貿易（株）

外皮のついた小麦を丸ごと使って作るパスタ。小麦の外皮には食物繊維が豊富に含まれているため、体内への消化吸収がゆるやかになり、血糖値が急上昇しにくくなるという特徴を持つ。

通常パスタのGI値⇒ 65
全粒粉パスタのGI値⇒ 50

また、食物繊維以外にビタミン・ミネラルなどの栄養素も含まれるため、ダイエット中の栄養バランスを整えてくれる効果も期待できる。

②低糖質パスタ

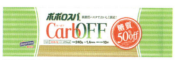

ポポロスパ CarbOFF
（はごろもフーズ）

※「ポポロスパ」「CarbOFF」は、はごろもフーズ（株）の登録商標です

写真提供：はごろもフーズ（株）

パスタ全体の糖質量やカロリーをセーブする目的で作られたパスタ。パスタの主原料であるデュラム小麦のほかに、はごろもフーズの「ポポロスパCarbOFF」は小麦タンパクやオーツブランなどを含有。糖質量に気をつけながらもパスタをお腹いっぱい食べたいときに役立つ存在。

食べたいときは我慢をせず、"100g食べてもいい日"を作ってみてはいかがでしょうか。

第2章

あると便利！
作りおきパスタソース

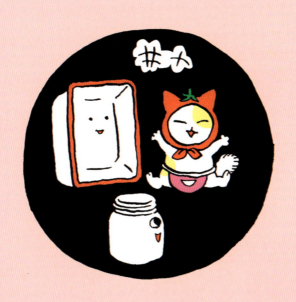

毎日料理なんて、できません

もち子のダイエット物語⑦

スギさん、第1章のパスタ6皿はどれも簡単でおいしいのですが、私、どうしても「ミートソース」が食べたくなっています。
でもダイエットには不向きな気がして……。

いやいや、そんなことはないわ。
ミートソースでも工夫して作れば、立派なダイエットパスタになるの！しかも、まとめて作って冷凍もできるから、とっても便利。

えっ！それはすごい！どうやって作るのか、知りたくてたまりません！早く教えてください！

はいはい、ちゃんとお教えしますね！
この章では「作りおきができる」をコンセプトにした、おいしいパスタソースを紹介するわね。

作りおきができるということは、休みの日に作っておけば仕事で夜遅く帰ってもすぐ食べられますね！
食べたいときにすぐに使えるパスタソースがあれば、忙しいときでもパスタダイエットを続けられそうです。

時間を見つけて、録画した連ドラを視ながら、音楽を聴きながら……などなど、楽な気持ちで料理を楽しんでね。

そんなふうに料理を楽しめたら、心が穏やかになりそう…。
私、ひたすら食材を刻んだり、炒めたり、煮込んだりする作業がストレス解消になるんですよね。
ときにはお酒を飲んだりしながら料理することとか楽しそうって思いますが、「ダイエット中にお酒」はやっぱりだめでしょうか……？

それもいいわね！ダイエット中のお酒との付き合い方も工夫次第でOKよ！（P112参照）
そしてもちろん、刻んだり、炒めたり、煮込んだり…を楽しめる工程もあるわよ！だけど、難しいテクニックは必要ないから安心してね。

あとあと！ ワガママかもしれませんが、日頃の野菜不足をバシッと解消できて、SNS映えしちゃいそうな、おしゃれパスタだったらさらに嬉しいのですが。

 そういう素直なリクエストも大歓迎！
もちろん、その期待にも十分応えられると思うわ。
ミートソース以外では、色とりどりの野菜を使ったイタリア伝統料理をアレンジしたソースや、女性に人気の「アボカド」をたっぷり使ったソースも考えてみたわ。

 ア、アボカド！ 大好きすぎます！ でもひとり暮らしだと使いきれなくて買えずにいたんですよ。あぁ嬉しい…（涙）。

 食べるときの気分に合わせて、簡単なアレンジがしやすいようにもしてあるから、冷たいソースを温めてスープパスタにして食べたり、具材を足したりして、いろいろと楽しんでみてね。

もち子の気づき
- ミートソースも立派なダイエットパスタになる
- 作りおきソースがあれば、忙しくても続けられる
- 作りおきソースは工夫すれば、楽しく作れる

07 コクうまミートソース

調理時間 **50**分
日持ち冷蔵庫で **5**日
日持ち冷凍庫で **1**カ月

糖質量を抑えるために、野菜選びやケチャップを工夫しました。お肉と野菜をじっくり煮込むことで深い味わいを楽しめます。

材料（約4食分）

豚ひき肉(赤身) 200g

★
- セロリ 1本
- にんにく 1片
- にんじん 1本
- マッシュルーム ..... 1パック(7〜8個)
- たけのこ水煮 100g

★★
- トマト缶(カットタイプ) 1缶
- 糖質オフケチャップ 100ml
- 赤ワイン 100ml
- ブイヨンキューブ 2個

- オリーブオイル 大さじ4
- しょうゆ 大さじ1
- オレガノ 小さじ1/4
- 粉チーズ 大さじ2
- 塩こしょう ..... お好み量

> **ズボランのささやき**
> たけのこ水煮は細切りタイプを選べば、刻むのが簡単デスヨ！このソースは冷凍保存ができるので、2倍の量を作って常備もできマス！

作り方

① **下準備** ★を細かく刻む。
② **炒める** フライパンにセロリ、にんにく、オリーブオイルを入れて火にかけ、弱火で炒める。香りが出てきたら、にんじん、マッシュルーム、たけのこを加えて中火で3分炒める。次に、豚ひき肉を加えて赤みがなくなるまで炒める。
③ **煮込む❶** ★★を加えて、ときどき全体を混ぜながら30分煮込む。
④ **煮込む❷** しょうゆ、オレガノを加えて弱火で5分煮込み、最後に粉チーズと塩こしょうで味を調える。

注目食材 糖質オフケチャップ

ケチャップには意外にも糖質がたっぷり含まれるため、ダイエット中はできる限り控えたいところ。糖質・カロリー半分のケチャップは、一般的な商品とほぼ同金額なので積極的に代用したい。

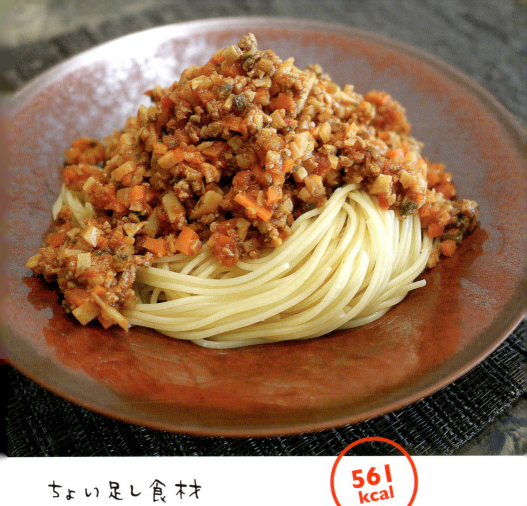

ちょい足し食材

茹でたまご、ブロッコリー、蒸し大豆

561 kcal

やせるツボ

① 豚肉（赤身）
糖質のエネルギー代謝を促進するビタミンB_1が豊富に含まれている。

② セロリ
玉ねぎの代わりに使用すれば、香りを活かしながら糖質量をセーブできる。

③ たけのこ
低糖質であり、食物繊維も豊富に含む。おいしい旨味を加えてくれる効果も。

08 幸せアボカドソース

調理時間 **10分** 　日持ち冷蔵庫で **2日** 　日持ち冷凍庫で **1カ月**

栄養の宝庫と言われるアボカドが主役の濃厚リッチなソース。「ひとり暮らしだと丸ごと1個食べきれない」という難点もカバーしています。

材料 (約4食分)

アボカド(完熟) 2個	オリーブオイル 1食分につき大さじ1
レモン汁 生レモン1/2個分	塩こしょう ...... お好み量
めんつゆ 大さじ2	かつお節 ...... たっぷり

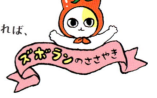

生レモンがなければ、市販のレモン汁を大さじ1でも大丈夫デスヨ！ かつお節がなければ、ふりかけでもおいしいデス！

作り方

① **混ぜる** ビニール袋に種を取って皮をむいたアボカド、レモン汁、めんつゆを入れて、全体がしっかりと混ざり、ペースト状になるまで揉む。

② **仕上げ** 塩こしょうとオリーブオイルは、アボガドソースをパスタと和えるタイミングで加える。かつお節は、お皿に盛ってからトッピングする。

注目食材 アボカド

ダイエット、美容をサポートする食物繊維・ビタミンE・カリウムなどが豊富。含まれる脂肪は不飽和脂肪酸で、コレステロールがほぼゼロ。乳製品を加えずともクリーミーさを簡単に演出できる。

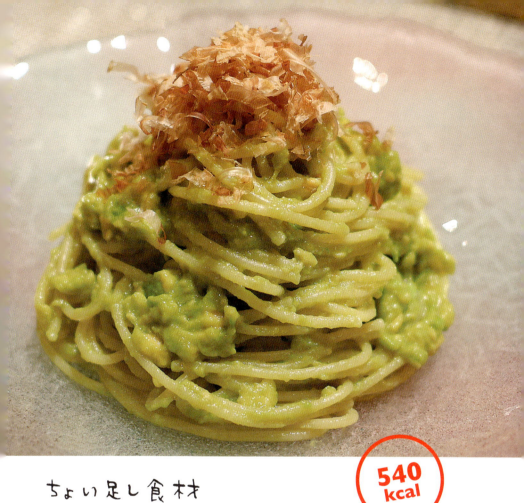

540 kcal

ちょい足し食材

カニかま、サラダサーモン、漬け刺身、茹でえび

やせるツボ

① アボカド
濃厚な味を持つのに低糖質。積極的に活用すべきダイエット食材。

② レモン汁
クエン酸が持つキレート作用により、カルシウムや鉄分の吸収を高めてくれる。

③ かつお節
濃厚な旨味を持ちながら、高タンパクで低脂肪のヘルシーさが魅力。

09 ごろごろ野菜のカポナータソース

調理時間 **30**分　日持ち 冷蔵庫で **5**日

野菜不足のときに重宝する、夏野菜がたっぷり入った濃厚トマトソース。冷やせば冷製ソースとしても活躍します。

材料（約4食分）

★
- セロリ ………… 1/2本
- にんじん ……… 1/2本
- 玉ねぎ ………… 1/2個

★★
- エリンギ ……… 3本
- なす …………… 3本

- きゅうり ……………… 2本
- パプリカ(黄) ………… 1個
- オリーブオイル ……… 大さじ6
- トマト缶(カットタイプ) … 1缶
- 酢 ……………………… 大さじ3
- 粉チーズ ……………… 大さじ3
- 塩こしょう …………… 適宜

> レシピ通りの野菜がなくても、ピーマンや他のきのこでもOKデス！ トマト缶から作るのが面倒な場合は、市販のソースを使った時短法もアリデス！
> （ズボランのささやき）

作り方

① **下準備** ★を細かく刻む。エリンギ、なす、きゅうり、パプリカを一口大の大きさに切る。なすはアクが出るので炒める直前に切る。

② **炒める** フライパンにオリーブオイルと★を入れて火にかけ、弱火で炒める。きつね色になったら★★と塩こしょうを加え、中火でなすがしっとりするまで炒める。

③ **煮込む❶** トマト缶と酢を加え、中火で野菜の水分を飛ばしながら全体がとろりとするまで15分程煮込む。

④ **煮込む❷** きゅうりとパプリカを加えて、さらに弱火で5分煮込む。5分たったら、火を止めて粉チーズで味を調える。

※パスタは右の写真のようにショートパスタでも、ロングパスタでも可

注目食材 ▶ 緑黄色野菜

にんじんやパプリカは食物繊維の他、ビタミンA・C・Eが豊富。オイルと一緒に食べることで栄養の吸収率も高まる。

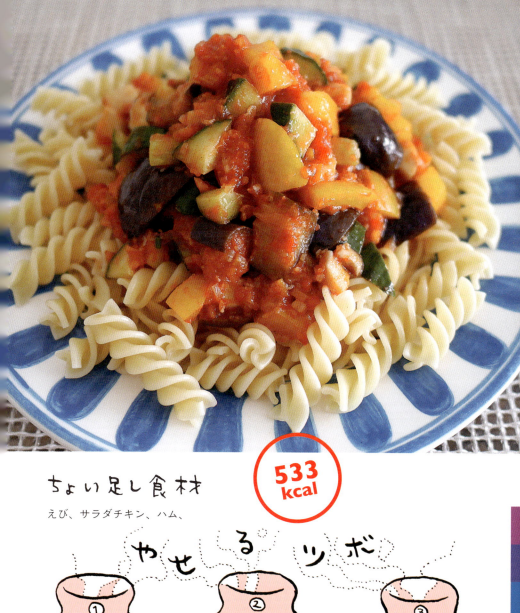

ちょい足し食材

えび、サラダチキン、ハム、

533 kcal

やせるツボ

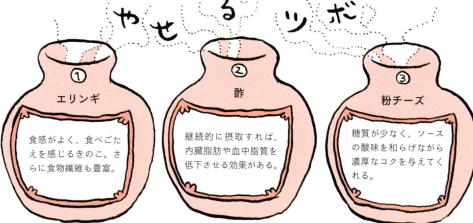

① エリンギ
食感がよく、食べごたえを感じるきのこ。さらに食物繊維も豊富。

② 酢
継続的に摂取すれば、内臓脂肪や血中脂質を低下させる効果がある。

③ 粉チーズ
糖質が少なく、ソースの酸味を和らげながら濃厚なコクを与えてくれる。

10 超万能きのこソース

調理時間 **30**分
日持ち冷蔵庫で **5**日
日持ち冷凍庫で **1**ヵ月

きのこを刻んで香りと旨味を活かしたソース。豆乳やカットトマトを加えれば、クリーム系やトマト系にアレンジ可能。冷やしても◎。

材料（約4食分）

★
エリンギ	1パック
しめじ	1パック
まいたけ	1パック
マッシュルーム	1パック
きくらげ（乾燥）	5枚

玉ねぎ……1個

にんにく（刻み）	1片
しょうが（刻み）	1片
パセリ（刻み）	たっぷり
オリーブオイル	大さじ4
塩こしょう	適宜
オイスターソース	大さじ4
カロリーハーフマヨネーズ	大さじ1

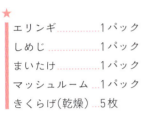

きのこは安売りのものを買ってきて、適当に入れちゃって大丈夫デスヨ！生パセリが面倒なら乾燥パセリでもOKデス！

〜ズボランのささやき〜

作り方

① **下準備** きくらげ（乾燥）を水でもどしたら、★をザクザク刻む。玉ねぎはみじん切りにする。

② **炒める❶** 大きめのフライパンでオリーブオイルを熱し、にんにく、しょうがを入れて弱火で炒める。香りが出てきたら、玉ねぎを炒める。玉ねぎが色づいてきたら、★と塩こしょうを加え、中火で全体がしんなりするまで炒める。

③ **炒める❷** オイスターソースとマヨネーズを加えて強火でいっきに仕上げる。香ばしく炒めたほうが美味。

④ **仕上げ** パセリは、きのこソースとパスタを和えるタイミングで加える。

注目食材 きのこ

きのこは冷凍保存が可能。食感は少々落ちるものの、むしろ冷凍により細胞が壊れて旨味成分や健康成分が出やすくなるメリットがある。

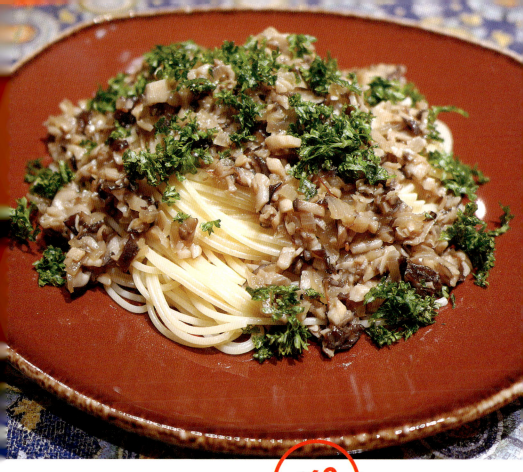

469 kcal

ちょい足し食材

温泉たまご、ツナ、ひき肉そぼろ

やせるツボ

① きくらげ（乾燥）
食物繊維の他、ビタミンDや鉄分、カルシウムが豊富。コリコリした食感はきのこ随一。

② パセリ
ビタミンCやβ-カロテンを豊富に含む。香り成分には口臭予防やリラックス効果もある。

③ オイスターソース
旨味が凝縮された調味料。味にメリハリが生まれ、満足感を高めてくれる。

11 ぷるぷる手羽先ソース

調理時間 **70**分 ※冷蔵時間は除く
日持ち 冷蔵庫で **5**日
日持ち 冷凍庫で **1**カ月

鶏手羽先から出たコラーゲンスープは、冷やすとゼリー状に。骨付き肉から染み出た濃厚な旨味をご堪能ください。

材料 (3～4食分)

鶏手羽先 10本

★
| しょうが(スライス) 1片
| 料理酒 大さじ3
| 水 4カップ

コンソメ顆粒 ...... スープ残量に合わせて計量
オリーブオイル 大さじ1
ミニトマト .... お好み量

鶏肉は、手羽元でも手羽中でも骨付きなら何でも良いデス！
コンソメがなければめんつゆでも大丈夫デス！

作り方

① **煮る** ★を入れた鍋に水洗いした手羽先を加えて中火にかける。沸騰してきたらアクをとり、火を弱めてフタをし、60分煮る。
② **冷やす** 手羽先としょうがを鍋から取り出す。手羽先は骨を抜いて身をほぐす。残ったスープを耐熱ボトルに入れ、残量に合わせてコンソメ顆粒（コンソメスープを作る分量）を加えて溶かす。ほぐした手羽先をスープに戻し入れ、粗熱がとれたらスープがゼリー状になるまで冷蔵庫で冷やす。
③ **整える** スープ上部に固まった脂を取り除く。
④ **仕上げ** お皿に茹でて冷やしたパスタを盛って、手羽先ソースをのせ、オリーブオイルをたらし、ミニトマトを添える。手羽先ソースは、使う分だけボウルに出して崩してゼリーソースにする。

注目食材 手羽先

煮出すと出てくるコラーゲンがゼラチン質であることから、旨味たっぷりのゼリーソースが簡単に作れる。冷製だけではなく、温めてスープ状に戻せば、コクのあるスープパスタにもなる。

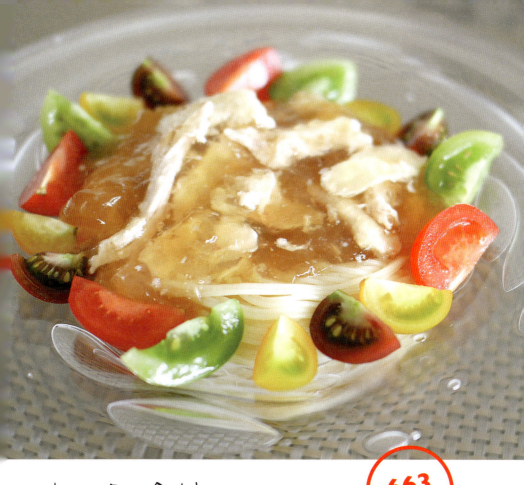

ちょい足し食材

温野菜、焼き野菜

663 kcal

やせるツボ

① 鶏肉
必須アミノ酸をバランスよく含む良質なタンパク質であり、コラーゲンも多く含まれる。

② 冷製ソース
冷やしパスタは糖質の吸収率が低くなるためダイエット向き。

③ トマト
リコピンの抗酸化作用によって、ダイエット中のアンチエイジングをサポートしてくれる。

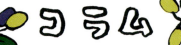

パスタダイエットを続けるコツ②
パスタの種類を楽しむ

「お米は毎日食べられるけど、パスタはちょっと…」という方もいるかもしれません。そこで、パスタダイエットを飽きずにおいしく続けられるアイデアを紹介します。その1つが、「パスタの種類を変えて、パスタ料理のバリエーションを増やす」ということ。スーパーに行くと、スパゲッティ以外にもさまざまな乾麺パスタが並んでいます。

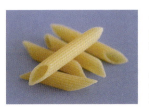

ペンネ
両端をペン先のように斜めにカットした円筒状のショートパスタ。
ソースが筒の中に入るため、口に入れると濃厚感を味わいやすい。ツルツルと口に運ぶ麺状とは違い、しっかり噛んで味わえるので、満腹感も得やすい。

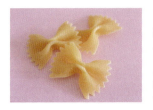

ファルファッレ
蝶ネクタイ型のショートパスタ。
見た目のかわいらしさでテンションも上がり、気分転換したいときに活躍する。クリームソースやチーズとの相性がよい。P38～P39のレシピのように刻んだブロッコリーと合わせれば、ボリューム感も演出できる。

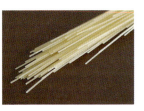

カッペリーニ
断面の直径が0.9mmの微細なロングパスタ。冷製パスタで登場することが多いが、あっさりとしたスープにもなじみやすく、そうめんのように温スープパスタとしても大活躍してくれる。しっかり茹でると優しい口当たりとなり、胃腸が疲れたときにもおいしく味わえる。

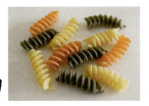

野菜入りパスタ
パスタにほうれん草やトマトといった野菜を練り込んだもの。
きのこソースのようにソースの色が単調な場合などに、パスタ料理全体に彩りを与えてくれる。

第 3 章

どかんと満腹！
肉パスタ

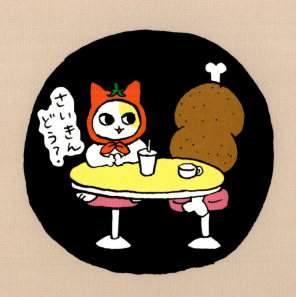

お肉も食べていいですか？

じつは、まだ我慢してることがあるんです。
私、宇宙一好きな食べ物が、「お肉」なんです。でもダイエット中は、お肉が食べられなくて、毎日苦しいです。

何で食べられないの？

太るからですよ。
今まで好きというだけで、よく考えずにお肉ばかり食べていたから、お腹も二の腕もプヨプヨになったと思うんです。

そうなのね。
よかった、今その話を聞けて。でも、「お肉＝デブになる」というのは、かなり行きすぎた解釈だと思うわ。

えっ！？

カロリーで言えば、お肉は他の食材に比べて高カロリーなものもある。
でも、カロリーだけを考えてダイエットをすると失敗する場合があるし、ダイエットに適したお肉だってちゃんとあるのよ。
部位で言えば、脂身やサシの入っていない「もも肉」や「ひれ肉」が低脂質で低カロリー。
最近、牛や豚の赤身はガンや動脈硬化のリスクを高めるという研究レポートもあるけれど、食べる量や頻度、他の食材とのバランスを考えていけば食べすぎにはならないはずよ。

私、「からあげ」と「ソーセージ」が大好きなんです。でもやっぱり、これは食べちゃいけないのかな…？

そんなことはないわ！ 理想としては、揚げたり甘辛い味付けにしたりしないほうがいいけど、むしろ食べたいのに我慢し続けるストレスのほうが、ダイエットには悪影響だと思うの。
だから「絶対ダメ」はナシにして、上手に楽しむことを考えていきましょ。ダイエットは理論だけじゃ成功しない。"あるべき論"は知識として素直に受けとめながら、食べたい気持ちを大切に考えて行きましょうよ！

スギさん、なんだかちょっと救われます。

 それとね、肉にはダイエット中に不足しがちな「タンパク質」「鉄」「亜鉛」を効率よく摂取できる強みがあるのよ。
「タンパク質」は大事。これが不足すると体の血流も悪くなるし、筋肉を作る材料がなくなって基礎代謝量も落ちてしまうからね。それとお肉に豊富に含まれる「ビタミンB_1・B_2」はエネルギー代謝をアップさせてくれるわ。
とにかく、お肉をおいしく楽しみながら、パスタダイエットを続けていきましょう！

 これまでの我慢は一体…。肉パスタ、早速教えてください！

もち子の気づき
- 「お肉＝デブになる」は、誤解だった
- ダイエットに適した肉の部位は、「もも肉」と「ひれ肉」
- ダイエットのためには、タンパク質やビタミンB群も大事

12 ローストビーフのマウンテンパスタ

調理時間 15分

ダイエット中にはストレスを溜めないことが重要です。ごちそう食材のローストビーフをたっぷり使ったパスタで、頑張る自分を癒しましょう！

材料 (1人分)

パスタ ………… 70g	温泉たまご ………… 1個
ローストビーフ …… 7枚	青ねぎ(刻み) ………… たっぷり
えのき ………… 1/2袋(約100g)	オリーブオイル ………… 大さじ1
	ローストビーフのたれ … 大さじ1.5※

※2回に分けて加える

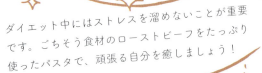

肉、温泉たまご、青ねぎはぜーんぶ市販モノで良いデスッテ！
ローストビーフのタレがなければ、焼き肉のタレでもOKデス！

ズボランのささやき

作り方

① **下準備** えのきは2cmの長さに切る。
② **茹でる** パスタを茹でる。茹で上がる1分前にえのきを加え、一緒にザルに上げる。
③ **和える** ボウルにパスタとえのきを入れて、オリーブオイルとローストビーフのたれ（大さじ1）を加えて、温かいうちに手早く和える。
④ **仕上げ** お皿に③を盛って、ローストビーフを並べて、ローストビーフのたれ（大さじ1/2）をかける。最後に温泉たまごと青ねぎをのせる。

注目食材 ローストビーフ

一般的に牛赤身が使われているため、低脂肪でありながら、良質なタンパク質が摂取できる。しっとり感や絶妙なレア感は他にはない特別な魅力！

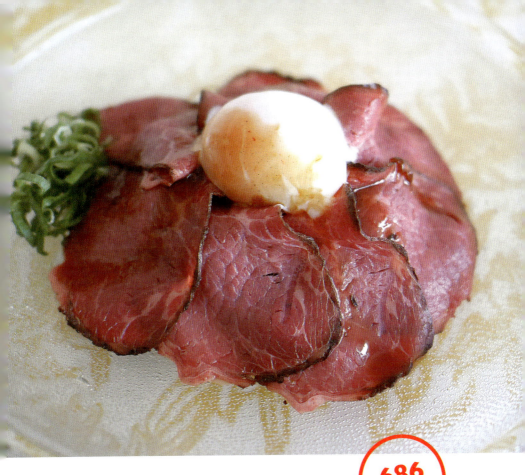

686 kcal

ちょい足し食材

ローストビーフ（増量）、刻みオクラ、ミニトマト

やせるツボ

① ローストビーフ（牛の赤身肉）
新陳代謝を活性化させ、細胞の再生を助ける亜鉛や鉄、ビタミンB群が豊富。

② 温泉卵
黄身を崩して、とろ〜り感と絡めて食べると、濃厚でリッチな味わいを演出できる。

③ ねぎ
ねぎに含まれるアリシンが、糖質代謝に必要なビタミンB_1の吸収を高めてくれる。

13 鶏むね肉とナッツのパスタ

調理時間 **20分**

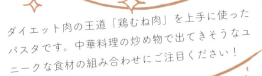

ダイエット肉の王道「鶏むね肉」を上手に使ったパスタです。中華料理の炒め物で出てきそうなユニークな食材の組み合わせにご注目ください！

材料 (1人分)

パスタ	70g
鶏むね肉	100g
ミックスナッツ	15g
ブロッコリー	小房3個
オリーブオイル	大さじ1
塩こしょう	少々
片栗粉	小さじ1/2

★
鶏がらスープの素	小さじ2
水	大さじ3
しょうが(すりおろし)	少々

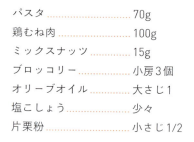

ブロッコリーは冷凍モノを使っても良いデスヨ！
鶏がらスープの素がなかったら、醤油大さじ1でも大丈夫デスヨ！

ズボランのささやき

作り方

① **下準備** 鶏むね肉はうす切りにして塩こしょうをふり、片栗粉をまぶしておく。ブロッコリーは食べやすい大きさに切り、パスタを茹でる前のお湯で1分茹でておく。
② **茹でる** パスタを茹でる。
③ **炒める** フライパンでナッツを中火で乾煎りし、取り出す。次にオリーブオイルを熱し、鶏むね肉を加えて中火で炒める。鶏むね肉に火が通ったら、ブロッコリー、ナッツ、★、茹で上がったパスタを加えて全体を混ぜながら炒める。

注目食材 鶏むね肉

高タンパク、低脂肪でありながら、鶏の旨味を活かせるダイエット食材。主役の具材として活かしつつ、片栗粉を活用してしっとり仕上げる方法をマスターしよう。

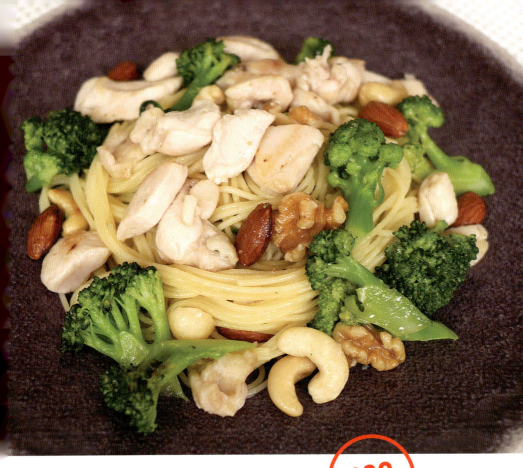

639 kcal

ちょい足し食材

温泉たまご、きのこ、粉チーズ

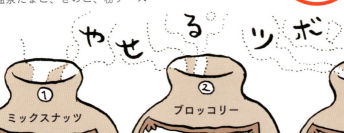

① ミックスナッツ
コクがありながらも低糖質な点が魅力的。不飽和脂肪酸が豊富で美容にも◎。

② ブロッコリー
低カロリーで低糖質にもかかわらず、ほのかな甘みがさっぱりとした鶏むね肉にマッチ。

③ 片栗粉
少量使うだけなので、糖質量は微量。とろみをつけるだけで満足度がいっきに高まる。

14 砂肝コリコリ味噌パスタ

調理時間 **20**分

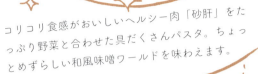
コリコリ食感がおいしいヘルシー肉「砂肝」をたっぷり野菜と合わせた具だくさんパスタ。ちょっとめずらしい和風味噌ワールドを味わえます。

材料 (1人分)

パスタ	70g
砂肝	100g
なす	1/2本
ピーマン	1個
にんにく(刻み)	1片
しょうが(刻み)	1片
花がつお(かつお節)	お好み量
オリーブオイル	大さじ1
塩こしょう	少々
味噌	大さじ1/2
料理酒	大さじ1

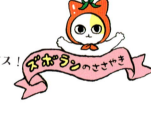

なすは1個使ってしまっても大丈夫デス！
(その際、オリーブオイルの量は1.5倍に)
レシピ通りの野菜がなくても、
小松菜、パプリカ、きのこなどでも代用できるデス！

ズボランのささやき

作り方

① **下準備** 砂肝は食べやすい大きさに薄く切って塩こしょうをふる。ピーマンとなすは一口サイズに切る。なすはアクが出るので炒める直前に切る。
② **茹でる** パスタを茹でる。
③ **炒める** フライパンにオリーブオイル、にんにく、しょうがを入れて、香りが出たら砂肝となすを炒める。砂肝に火が通ったら、茹で上がったパスタ、ピーマン、料理酒で溶いた味噌を加えて強火で炒める。
④ **仕上げ** お皿に③を盛って、花がつおを添える。

注目食材 ▶ **砂肝**

鶏肉の中でもコリコリと歯ごたえのある食感と、独特の旨味が魅力のヘルシー部位。肉類の中でも低カロリーで、高タンパク、低脂肪なのでダイエット向き。

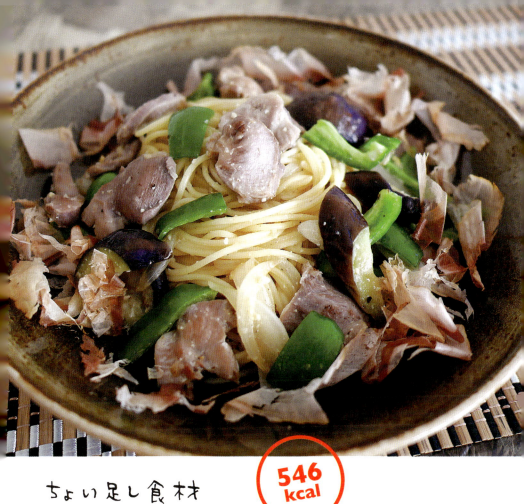

546 kcal

ちょい足し食材

七味唐辛子、パプリカ、焼きのり

やせるツボ

① 砂肝
ヘルシー肉にもかかわらず、ダイエット中に不足しがちな鉄分や葉酸が豊富。

② ピーマン
加熱調理に強いビタミンA・C・Eが豊富。また加熱によって苦みやにおいが和らぐ。

③ かつお節
濃厚な旨味を持ちながら、高タンパクで低脂肪のヘルシーさが魅力。

15 からあげのジューシーパスタ

調理時間
15分

ダイエット中でもリフレッシュできる癒しのパスタ。からあげを濃厚なスープに浸したジューシー感をお楽しみください。

材料 (1人分)

パスタ	70g
からあげ	3個
チンゲン菜	1株
大根おろし	3cm分

★
めんつゆ(濃縮)	大さじ1.5
お湯	200ml
ニンニク(すりおろし)	1片
こしょう	少々

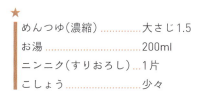

からあげは、スーパーのお総菜や冷凍食品で大丈夫デス！
チンゲン菜がなければ、キャベツや小松菜でもOKデス！

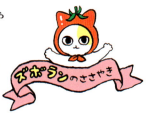
ズボランのささやき

作り方

① **下準備** チンゲン菜は3cmの長さに切る。からあげは食べやすい大きさに切る（冷めている場合は温める）。★を深めの器に入れ、からあげを加えて、スープを作る。

② **茹でる** パスタを茹でる。茹で上がる1分前にチンゲン菜の茎の部分を、30秒前に葉の部分を加え、一緒にザルに上げる。

③ **和える** ①の器にパスタとチンゲン菜を入れて、温かいうちに手早く和える。

④ **仕上げ** 最後に、大根おろしをのせる。

注目食材 からあげ

揚げ物というだけで敬遠しそうだが、からあげは揚げ物の中でも吸油率が最小レベル(6〜8%)。また、低糖質でもあるため、食べすぎさえ気をつければ、最高の息抜き食材となる。

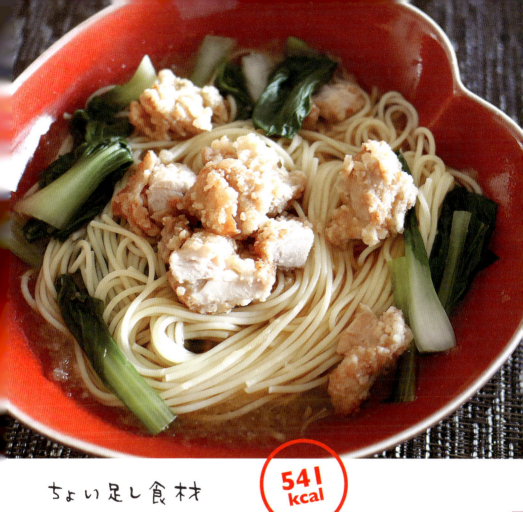

ちょい足し食材

541 kcal

からあげ(増量)、糸唐辛子、茹でたまご

やせるツボ

① 鶏肉
必須アミノ酸をバランスよく含む良質なタンパク質であり、コラーゲンも多く含まれる。

② チンゲン菜
ビタミンA・C・E、鉄分、カルシウムなどが豊富な、栄養素密度の高い緑黄色野菜。

③ 大根おろし
タンパク質だけでなく脂質や糖質の消化酵素をすべて持ち合わせるので、生食が◎。

16 豚もも肉のサイコロパスタ

調理時間 **20**分

ヘルシーな豚もも肉を主役に、カラフル野菜を合わせた見た目が美しいボリュームパスタ。クリームシチュールウの味が優しく大活躍する1皿。

材料 (1人分)

パスタ 70g

★
豚もも肉 100g
パプリカ(黄色・赤色) ... 各1/4個
ズッキーニ 1/2本

★★
クリームシチュールウ ... 1皿分
しょうゆ 小さじ1/2
お湯 50ml

しょうが(刻み) 1/2片分
オリーブオイル 大さじ1
塩こしょう .... 少々

パプリカの2色使いが面倒なら1色でも良いデス！ 冷凍モノでも良いデス！もも肉がなければ赤身ひき肉でも大丈夫デス！

ズボランのささやき

作り方

① <u>下準備</u> ★は小さなサイコロ状に切る。豚もも肉には塩こしょうをふる。
② <u>茹でる</u> パスタを茹でる。
③ <u>炒める</u> 大きめのフライパンでオリーブオイルを熱し、しょうがを入れて中火で炒める。香りが出てきたら、★を加えて炒める。豚肉に火が通ったら、★★を加えてよく混ぜながら炒める。
④ <u>仕上げ</u> お皿にパスタを盛って、上に③の具材をのせる。

<u>注目食材</u> 豚もも肉

豚肉の中でも脂身が少なく低カロリーな部位。食感がしっかりあるので、これを食べごたえに変換すると満足度の高い1皿となる。値段が安いのも魅力。

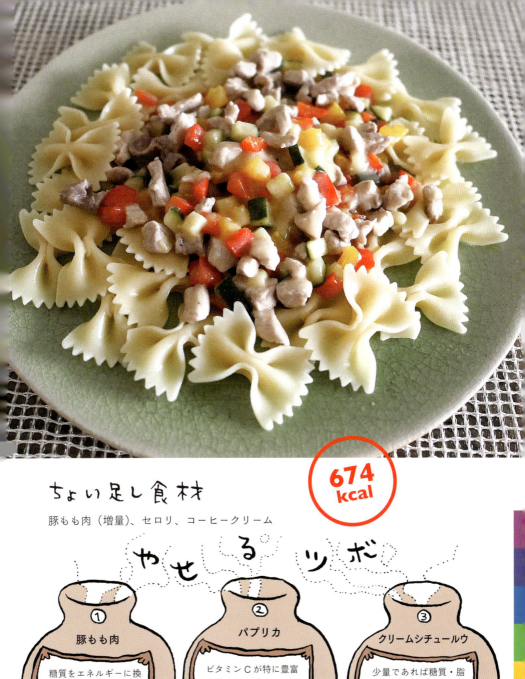

674 kcal

ちょい足し食材

豚もも肉（増量）、セロリ、コーヒークリーム

やせるツボ

① 豚もも肉
糖質をエネルギーに換えるビタミンB_1が豊富で、ばら肉の2倍近い含有量がある。

② パプリカ
ビタミンCが特に豊富な緑黄色野菜。カラフルな色合いは満足度も高めてくれる。

③ クリームシチュールウ
少量であれば糖質・脂質は気にしなくてOK。旨味のあるクリーミーさを簡単に作れる。

コラム

パスタダイエットを続けるコツ③
カラフルな食器を活用する

ダイエットを続けるうえで、料理以外でも楽しい演出をするとプチハッピーを体験できます。それは、「素材や彩りが豊かな食器」を取り入れるというアイデア。

以前、ある和食器屋さんの店主と話をしていたときのこと。
そのお店のブログで紹介されている"食器+料理"の写真があまりにも美しく、「いつもおいしそうなものを作って撮影されてますね」と感想を述べたところ、「あら、料理は全部スーパーの総菜よ！」とのお返事が。
スーパーの食材が悪いのではなく、食器には想像以上にパワーがあること、食材との組み合わせ方次第で魅力の幅がさらに広がることを学びました。
そのときの驚きは、今の私に大きな影響を与えてくれています。

このことは、パスタダイエットにも応用できます。
同じパスタ料理であっても、お気に入りの食器に盛ってみると、途端に「おいしそう度」が上がるでしょう。テンションが上がるだけではなく、食べる喜びに広がりが出るとでも言いましょうか。料理に集中しがちな食欲が、「食の楽しみ」というカタチできれいな食器にも分散され、お腹だけではなく心も満たしてくれるはずです。

鮮やかに茹で上がったエビには黄色のお皿を。ハワイ風を演出するために海のような青色の食器を。……そんなことを考えるだけで、パスタダイエットが楽しくなるはずです。

本書でも、桃色、青色、緑色、ガラス素材などなど、彩り・素材豊かな食器をたくさん使ってみましたので、どうぞ参考にしてみてください。

第**4**章

美容にも効く！
野菜・魚介パスタ

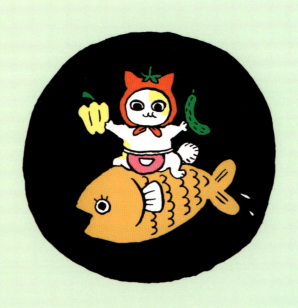

"野菜たっぷり"を叶えてください

もち子のダイエット物語⑨

私、忙しくなると野菜不足になってしまうんです。

もち子ちゃん、どんな野菜が好きなの?

色とりどりの野菜に憧れてはいるんですが、現実はカットキャベツとミニトマトくらいでしょうか……。

つまり、小松菜やほうれん草、パプリカは好きだけど、うまく食事に取り入れられない、ということなのかな?

緑黄色野菜とか、ごぼうとか食べたくても、料理の仕方がわからなくて…。

じつはそれ、ぜーんぶパスタの具材として優秀なものばかりよ!
野菜の旨味があって、食感やボリュームも出しやすいからね。

え!
パスタにごぼうなんて、考えられません!
でも、できたら何となくおいしそう!

野菜に含まれる食物繊維からは、満腹感を得やすいし、血糖値の急上昇を抑えてくれるの。
それと、緑黄色野菜はカラフルな色合いによる視覚的なおいしさを演出できるから、積極的に使っていきましょう。

スギさん、簡単調理でお願いしますね!

もちろん。
それと、タンパク質のことを考えて、「魚介類」も合わせましょう。

あー、なんかめんどくさそうな食材……。
私、上手にさばけないし、味付けも塩をふるくらいしかわからないですよ。

大丈夫よ！
魚と言っても、まるごと1匹をさばけなんて言わないから安心して。
魚介類は工夫次第で簡単に活用できちゃうの。レシピでは、そのアイデアを紹介するわね！

肉より魚のほうがいいってこと、ありますか？

含まれる脂（脂肪酸）の種類で考えれば、魚のほうが良質ね。そして、魚介から出る繊細かつ濃厚なだしは、パスタに旨味と満足感を与えることができるのよ。だから、もっと活用すべきなの。

魚と野菜がたっぷり食べられるダイエットパスタなんて、想像しただけで美人になれそうですっ！ スギさん、早く作りましょう！！

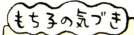

- 緑黄色野菜は栄養価が高く、パスタをさらにおいしくしてくれる
- 魚介パスタは工夫次第で簡単においしく作れる

17 鮭と小松菜のボリュームパスタ

調理時間 **15**分

短時間でおいしい魚パスタを作るための、ちょっとした工夫。和定食ではおなじみの「漬け魚」を活用して、具だくさんな1皿を作りましょう！

材料 (1人分)

パスタ	70g
鮭の西京漬	1切(約100g)
小松菜	2株(約100g)
ぶなしめじ	1/2パック(約50g)
オリーブオイル	大さじ1
しょうが(刻み)	1/2片
塩こしょう	お好み量

ズボランのささやき

西京漬でなくても、他の漬け魚でも良いデスヨー。小松菜がなかったら、冷凍ブロッコリーや冷凍パプリカを使ってみてクダサイ！

作り方

① **下準備** 鮭の西京漬は小口切り、小松菜は3cmの長さに切る。ぶなしめじは石づきを切って小房に分ける。
② **茹でる** パスタを茹でる。
③ **炒める** 鍋にオリーブオイル、しょうがを入れて、香りが出たら鮭を加えて、両面を焼く。鮭を一度取り出し、小松菜とぶなしめじを加えて塩こしょうをふり、中火で野菜がしんなりするまで炒める。
④ **混ぜる** 鮭と茹でたパスタを③の鍋に加え、中火で全体を混ぜながら炒める。

注目食材 鮭の西京漬

西京味噌で漬け込んだ鮭には、ほどよい塩分と糖分が染み込んでいるので、パスタの味付けとしてそのまま使えるのが魅力。また、品のある香りや風味がパスタ全体の味わいをレベルアップしてくれる。

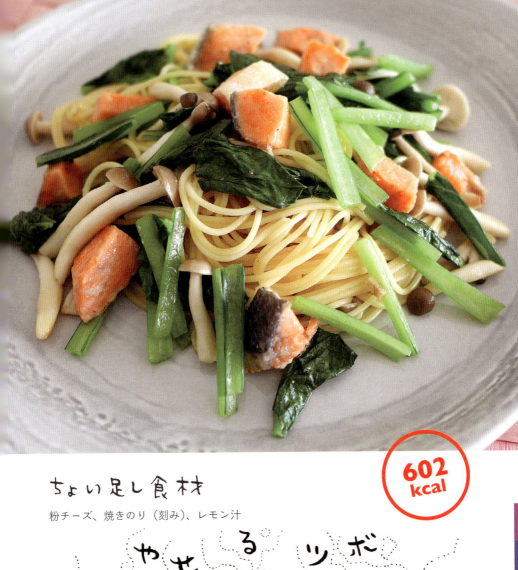

602 kcal

ちょい足し食材

粉チーズ、焼きのり（刻み）、レモン汁

やせるツボ

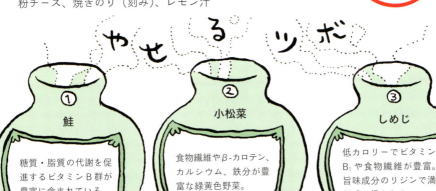

① 鮭
糖質・脂質の代謝を促進するビタミンB群が豊富に含まれている。

② 小松菜
食物繊維やβ-カロテン、カルシウム、鉄分が豊富な緑黄色野菜。

③ しめじ
低カロリーでビタミンB_1や食物繊維が豊富。旨味成分のリジンで満足感も得られる。

18 たらとほうれん草のクリームパスタ

調理時間
20分

ダイエット中は敬遠しがちなクリームパスタを楽しみましょう。たらときのこの旨味がしっかり効いた濃厚感は、豆乳との相性もバッチリです。

材料 (1人分)

パスタ	70g
塩たら	1切(約100g)
ほうれん草	1株(約20g)
ぶなしめじ	1/2パック(約50g)

★
豆乳	100ml
昆布だし顆粒	小さじ1/2
酒	大さじ1
しょうゆ	小さじ1

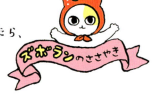

生たらの場合は、塩をまぶして1時間ほど置いておけば塩たらの代わりになりマス！豆乳がなかったら、牛乳でも良いデスヨー。

ズボランのささやき

作り方

① **下準備** 塩たらは小口大の大きさ、ほうれん草は3cmの長さに切る。ぶなしめじは石づきを切って小房に分ける。
② **茹でる** パスタを茹でる。パスタを茹でた後に、そのお湯でほうれん草の茎を1分、葉を30秒茹でる。
③ **炒める** 鍋に塩たら、ぶなしめじ、★を入れ、中火で全体に火が通るまで炒める。
④ **混ぜる** ③の鍋にパスタとほうれん草を加え、中火で全体を混ぜながら炒める。

注目食材 ▶ 塩たら

秋〜冬にかけて鍋具材で使われるイメージが強い食材だが、凝縮された旨味、味わいは時短パスタにも活用できる便利な魚。

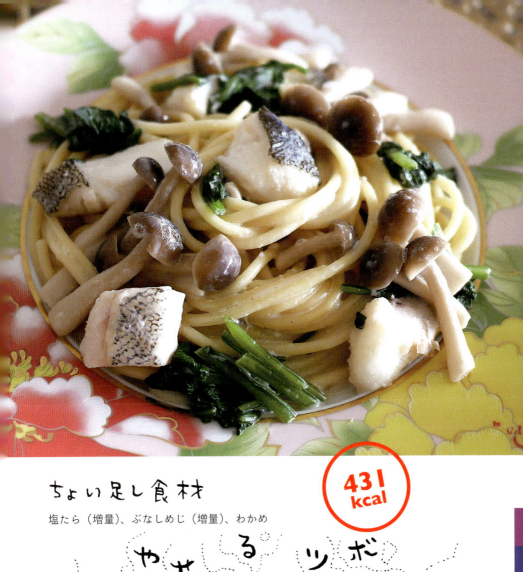

ちょい足し食材

塩たら（増量）、ぶなしめじ（増量）、わかめ

431 kcal

やせるツボ

① たら
高タンパクで低脂肪なので、増量しても安心のヘルシー白身魚。

② ほうれん草
β-カロテンが豊富な緑黄色野菜。味も濃厚なので、パスタと混ぜ合わせると満足度アップ。

③ 豆乳
生クリームはもちろん、牛乳よりも低カロリーで低糖質。

19 さば缶で輝くグリーンカレーパスタ

調理時間 **15分**

ダイエット食材としてもブームとなっている、さば水煮缶。エスニックカレーと合わせたエキゾチックな味わいを楽しんで、息抜きをしましょう！

材料 (1人分)

パスタ	70g
さば水煮缶	1/2缶(約95g)
グリーンカレー(レトルト)	1袋
ピーマン	1個
こしょう	少々

> グリーンカレーでなくてもお好みのカレーを使ってクダサイ。ピーマンの代わりにきのこや小松菜でもおいしいデスヨ。
>
> ズボランのささやき

作り方

① **下準備** ピーマンは食べやすい大きさに切る。鍋にグリーンカレーとさば水煮を入れて中火で煮ておく。
② **茹でる** パスタを茹でる。
③ **煮る** ①のカレーソースが沸騰したら火を弱めて、ピーマンとこしょうを加え、さっと火を通す。
④ **仕上げ** お皿にパスタを盛って、③のカレーソースをかける。

注目食材　さば水煮

しょうゆ煮や味噌煮の魚缶よりも低糖質であり、どんなパスタソースとも合わせやすい万能テイストが魅力。コンビニでも100円程度で手に入る。

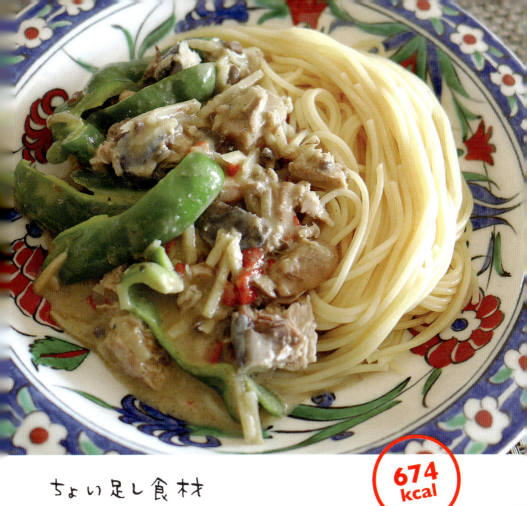

674 kcal

ちょい足し食材

きのこ、ヤングコーン、茹でたけのこ

やせるツボ

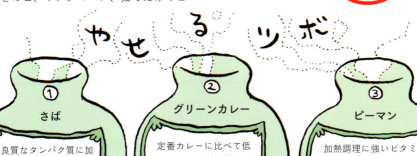

① さば
良質なタンパク質に加えて、"摂りたい脂質"として注目されるEPAやDHAが豊富。

② グリーンカレー
定番カレーに比べて低カロリーで低糖質。スパイスが代謝促進にも貢献してくれる。

③ ピーマン
加熱調理に強いビタミンA・C・Eが豊富。また加熱によって苦みやにおいが和らぐ。

20 魚介たっぷりペペロンチーノ

調理時間 **15分**

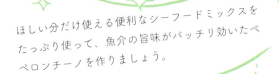

ほしい分だけ使える便利なシーフードミックスをたっぷり使って、魚介の旨味がバッチリ効いたペペロンチーノを作りましょう。

材料(1人分)

パスタ	70g
シーフードミックス(冷凍)	100g
★	
｜エリンギ	2本(約50g)
｜ヤングコーン	2本
にんにく(すりおろし)	1片
青じそ(刻み)	3枚
オリーブオイル	大さじ1
塩麹	大さじ1
こしょう	少々
塩	大さじ1/2

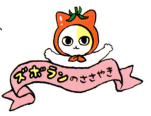

シーフードミックスはえび単品、あさり単品とかでも良いデス！エリンギの代わりにぶなしめじ、えのきでも大丈夫デスヨー。

作り方

① 下準備 250mlの水を注いだボウルに塩を加えて、シーフードミックスを解凍する（夏10分、冬30分）。★は食べやすい大きさに切る。
② 茹でる パスタを茹でる。
③ 炒める フライパンにオリーブオイル、にんにくを入れて、香りが出たら★とシーフードミックスを加えて中火で炒める。全体がしんなりしたら、茹で上がったパスタ、塩麹、こしょうを加えて炒める。
④ 仕上げ お皿に③を盛って、青じそを添える。

注目食材　ヤングコーン

「コーン＝糖質」のイメージがあるが、じつはヤングコーンなら安心。1本あたりの糖質量は0.33g。レトルトパックの水煮が100円程度で買えるので、ストックしておくと便利。

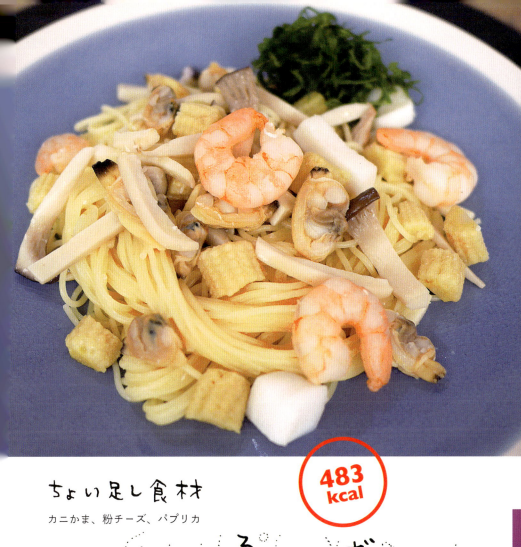

483 kcal

ちょい足し食材

カニかま、粉チーズ、パプリカ

やせるツボ

① えび
高タンパク質で低カロリーなダイエット食材。ぷりぷりとした食感も魅力。

② いか
良質なタンパク質を含み、低カロリー。タウリンがコレステロールの代謝促進に寄与する。

③ エリンギ
食感がよく、食べごたえを感じられるきのこ。さらに食物繊維も豊富。

21 屋台やきそば風パスタ

調理時間 15分

やきそばのおいしさをパスタで表現しました。キャベツの甘みを味わいながら、にんにくの芽の香り、食感を楽しめます。

材料 (1人分)

パスタ	70g
魚肉ソーセージ	1本
キャベツ	2枚(約100g)
にんにくの芽	3本
オリーブオイル	大さじ1

★
ウスターソース	大さじ1.5
かつおだし顆粒	小さじ1/2
こしょう	お好み量
水	大さじ1

★★
紅しょうが	少々
青のり	少々

> キャベツの代わりに、もやしを入れてもおいしいデスヨ。にんにくの芽の代わりに、にらでも大丈夫デスヨ。
>
> — ズボランのささやき

作り方

① **下準備** 魚肉ソーセージとキャベツは一口サイズ、にんにくの芽は3cmの長さに切る。
② **茹でる** パスタを茹でる。
③ **炒める** フライパンでオリーブオイルを熱し、魚肉ソーセージ、キャベツ、にんにくの芽を入れて中火で全体がしんなりするまで炒める。
④ **混ぜる** ③にパスタ、★を加えて炒める。
⑤ **仕上げ** お皿に④を盛って、★★を添える。

注目食材 魚肉ソーセージ

たらやいわしなどの魚食材を手軽に使える便利アイテム。最近ではDHAやカルシウムなどが強化されたトクホ商品も登場している。

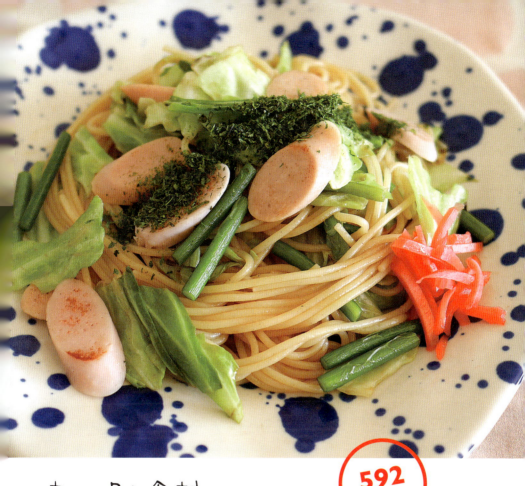

592 kcal

ちょい足し食材

きのこ、茹でたまご、カロリーハーフマヨネーズ

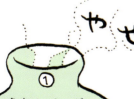

やせるツボ

① 魚肉ソーセージ
高タンパク質で低カロリー。ダイエットや肥満対策用に栄養強化された商品が豊富。

② キャベツ
胃潰瘍などの予防・治療に効果があるビタミンU（キャベジン）が多く含まれる。

③ にんにくの芽
β-カロテンや食物繊維が豊富。にんにくより香りが控えめで、シャキシャキ食感が魅力。

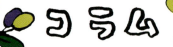

パスタダイエットを続けるコツ④
"甘さ"がほしくなったら

本書のレシピで徹底していることがあります。それは、味付けになるべく「甘味料」を使用しないこと。

砂糖大さじ1杯あたりの糖質量は12g、カロリーは46kcal。これがどのくらいのダメージなのか、最近人気の「ゆるやかな糖質オフダイエット」に当てはめて考えてみましょう。このダイエット法の基本ルールは、1食あたりの糖質量を"20〜40g"にセーブすること。そのため、砂糖をむやみに使用すると、すぐに目標量をオーバーしてしまいます。

しかし、甘さはおいしさを考えるうえで大事な要素。甘味料の種類や量、使用シーンを工夫すればOKだと私は考えています。

そこでオススメしたいのが、「メープルシロップ」。メープルシロップを上白糖やハチミツのカロリーや糖質量と比較をしてみると…。

- メープルシロップ⇒ 270kcal、66.3g
- 上白糖⇒ 370kcal、99.2g
- ハチミツ⇒ 294kcal、79.7g
- ※いずれも100gあたりの数値

つまり、同じ量を使う場合、メープルシロップのカロリーや糖質量は上白糖の約30%オフに。

また、GI値も砂糖より低く血糖値が急上昇しにくい特徴を持っています。

- メープルシロップ⇒ 50〜70程度
- 上白糖⇒ 109

さらにメープルシロップには、上白糖にはないミネラル(カルシウム、カリウム、亜鉛、マグネシウムなど)が豊富なので、ダイエットとの相性も◎。「ちょっと甘みがほしい」と感じたら、"砂糖の代わり"として少量使用してみてくださいね。

自然の甘味が、優しくお腹と心を癒してくれるはずです。

第 **5** 章

心安らぐ！
あったかスープパスタ

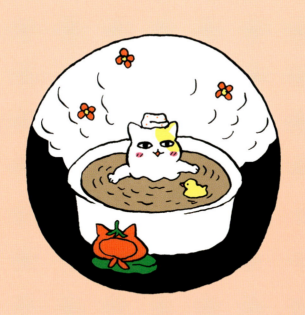

ダイエットに疲れてきました

もち子のダイエット物語⑩

スギさん、ここまでなんとか楽しくパスタダイエットを続けていますが、ちょっと疲れてきたかもしれません。

そうね、もち子ちゃん、そう感じたときは無理しちゃだめよ。何か癒しが必要ね。

パスタダイエットは続けたいのですが、体に優しい感じのレシピってないでしょうか？

「あったかいスープパスタ」なんてどうかしら？

それ、なんか嬉しいです。私、冷え性ですし。

スープを飲んでホッとした感覚、経験したことあるかしら？
あの感じをパスタに取り入れましょう。汁物は満足感を得やすいし、体温を上げることで1日を快適に過ごすエンジン役にもなるの。

スープの幸せって、たしかにわかります。入れる具材はどうしたらいいですか？

基本的には好きなものを入れて大丈夫だけど、「食物繊維」を加えたほうが効果的ね。温スープに食物繊維を加えると、加えない場合と比べて、体内の保温時間が長いという実験結果があるのよ。

食物繊維かぁ…。食物繊維ってたしか、糖の吸収をゆるやかにもするんですよね！（P23参照） 野菜以外で食物繊維を含む食材ってどんなものがありますか？

使いやすいのは、きのこ、海藻、ごま。あとは納豆もオススメよ。

私、チゲ鍋に納豆を入れるのが大好きなんですよ!

それなら納豆入りのスープパスタも紹介しましょうね。
あとは何かリクエストある?

エスニック系! 私、定期的に"アジア料理食べたい欲"にかられるので、自宅で手軽にアジア料理が作れたらとっても嬉しいです。

承知しましたよ。
ちょうどオススメしたい食材があるから、それを使いましょうね。
ちなみにパスタ(乾麺)の量はルール通り70gにするけれど、レシピによってボリュームアップ効果が高いものもあるから、70gでも多いと感じる場合は減らしてくださいね。
では、はじめましょう!

はい! 何だか、ダイエットの疲れがワクワクに変わってきました!!

もち子の気づき

- スープパスタは満足感を得やすい
- 食物繊維が豊富な具材を入れると、体の保温効果が持続する
- 食物繊維が豊富なきのこ、海藻、ごま、納豆はスープパスタに合わせやすい

22 ダシが美味！ チゲ風スープパスタ

調理時間
15分

韓国料理の「チゲ」っておいしいですよね。キムチ、納豆、チーズの発酵食御三家を主役にして、旨味がたっぷりなスープパスタを考えました。

材料 （1人分）

パスタ(ショート)※	70g

★
豚ひき肉(赤身)	50g
ごぼう	1/4本
しょうが(すりおろし)	1/2片
水	400ml

※ロングパスタでも可

★★
キムチ	50g
納豆	1パック
粉チーズ	大さじ1
しょうゆ	少々

白髪ねぎ(千切り)	お好み量
糸唐辛子	お好み量

> ごぼうは、切るのが面倒なら、ささがきタイプのレトルトを使うと楽チンデス！ 白髪ねぎ、糸唐辛子の代わりに、刻み青ねぎや七味唐辛子でも良いデショー。
>
> *ズボランのささやき*

作り方

① **下準備** ごぼうはささがきにし、水に1～2分程さらしてアク抜きをする。納豆は付属のたれ・からしと混ぜる。

② **煮る** 鍋に★を入れて中火にかける。アクをとり、ごぼうに火が通ったら★★を加えてさっと温める。

③ **茹でる** パスタを茹でる。

④ **仕上げ** お皿にパスタを盛って、②のスープを注いだら、白髪ねぎと糸唐辛子をのせる。

注目食材 ごぼう

野菜の中でも特に食物繊維が豊富な根菜類。ごぼうに含まれる香り成分メトキシピラジン類は、スープに深いコクを与えてくれる。

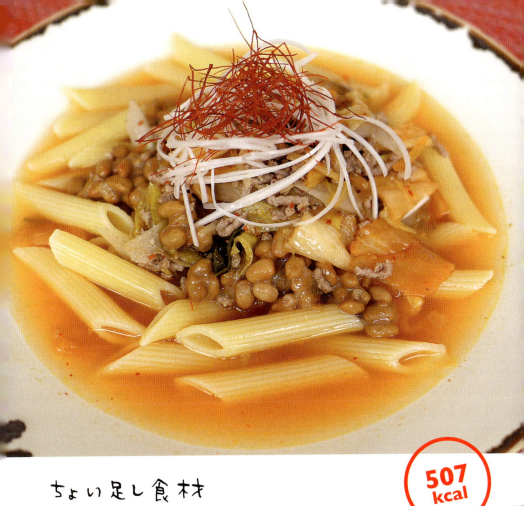

ちょい足し食材

温泉たまご、韓国のり、ぎんなん

507 kcal

やせるツボ

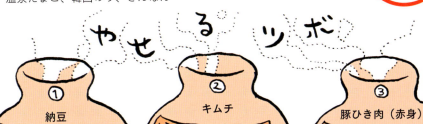

① 納豆
豆類の中でも低糖質（2.5g/1パックあたり）。納豆キナーゼの働きで血液サラサラに。

② キムチ
代謝促進効果を持つ唐辛子、強い抗酸化作用を持つにんにくを含む長寿ダイエット食材。

③ 豚ひき肉（赤身）
糖質のエネルギー代謝を促進するビタミンB_1が豊富に含まれる。

23 鶏の滋養スープパスタ

調理時間
20分

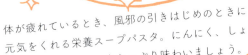

体が疲れているとき、風邪の引きはじめのときに元気をくれる栄養スープパスタ。にんにく、しょうが、ごまのパワーをたっぷり味わいましょう。

材料 (1人分)

パスタ	70g

★
鶏もも肉	100g
エリンギ	1本
長ねぎ	5cm分
ぎんなん(水煮)	3個
にんにく(すりおろし)	1/2片
しょうが(すりおろし)	1/2片
ごま(半すり)	大さじ1
鷹の爪	少々
鶏ガラスープの素	大さじ1/2
酒	大さじ1
しょうゆ	大さじ1/2
水	200ml

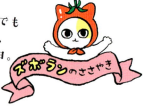

鶏肉はリーズナブルなむね肉でもOKデス。エリンギの代わりに、他のきのこでも問題ナイデスヨ。

ズボランのささやき

作り方

① **下準備** 鶏肉とエリンギは小口切りにする。ねぎは細かく刻む。
② **煮る** 鍋に★を入れて中火で全体に火が通るまで煮る。アクが出たらとる。
③ **茹でる** パスタを茹でる。
④ **仕上げ** お皿にパスタを盛って、②のスープを注ぐ。

注目食材 ぎんなん

ナッツ類の中では糖質を多く含む食材。しかし、適量であれば問題視するレベル(3粒で糖質1g程度)ではなく、ほどよく活用することで濃厚な味わいを演出できる。

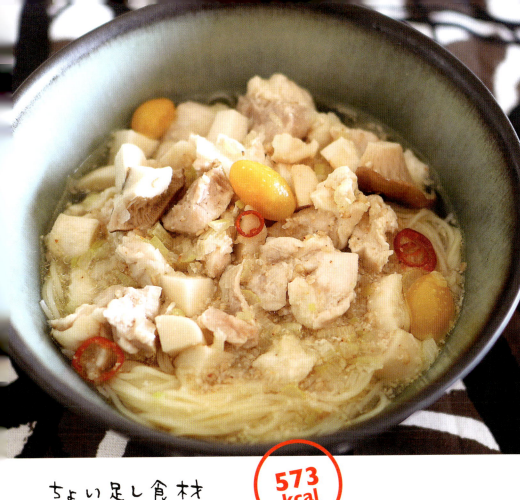

573 kcal

ちょい足し食材

にんにく（増量）、小松菜、ごま油

やせるツボ

① 鶏肉
必須アミノ酸をバランスよく含む良質なタンパク質であり、コラーゲンも多く含まれる。

② エリンギ
食感がよく、食べごたえを感じるきのこ。さらに、食物繊維も豊富。

③ ごま
成分の50％が良質な脂質。腹持ちがよく、悪玉コレステロールを減らし、便秘予防にも◎。

24 アサリタン

調理時間 **20**分

あさりの濃厚な旨味を活かした「あっさりナポリタン」を、スープスタイルで考えてみました。いつものナポリタンとは違う魅力が全開です。

材料 (1人分)

パスタ	70g
あさり(殻付き)	100g

★
ソーセージ	2本(30g)
マッシュルーム	3個
ピーマン	1個

★★
トマトジュース(無塩)	200ml
豆乳(調整)	200ml
粉チーズ	大さじ1
しょうゆ	大さじ1

こしょう	お好み量

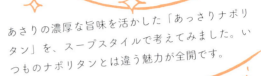

あさりは殻ナシの冷凍でも良いデスヨ。たっぷり入れてクダサイ！ピーマンの代わりに青ネギや冷凍ほうれん草を入れてもおいしいデスヨ。

ズボランのささやき

作り方

① **下準備** ★は薄切りにする。アサリは、砂抜きタイプでない場合は、500mlの水に大さじ1杯の塩を加えて、30分程置く。
② **煮る** 鍋に★と★★を入れてフタをして中火にかける。沸騰したら弱火にして、あさりの殻が開き、豆乳にとろみが出るまで煮る。アクが出たらとる。
③ **茹でる** パスタを茹でる。
④ **仕上げ** お皿にパスタを盛って、②のスープを注いだら、こしょうをふる。

注目食材 あさり

貝類ならではの旨味成分コハク酸を含んでいるため、スープ作りにはオススメの食材。低カロリーで低糖質なのも嬉しい魅力。

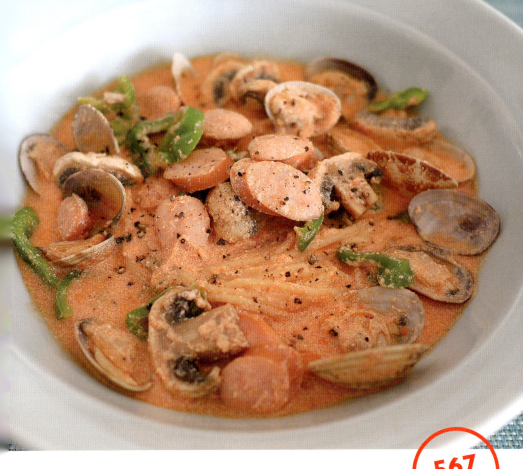

ちょい足し食材

あさり（増量）、タバスコ、ほうれん草

567 kcal

やせるツボ

① あさり
鉄分などのミネラルが豊富。殻付きのものを選べばボリューム感も演出できる。

② トマト
リコピンの抗酸化作用によってダイエット中のアンチエイジングをサポートしてくれる。

③ 豆乳（調整）
無調整の豆乳と比べて糖質量の差は0.5g弱。満足するほうを選んでOK。

25 パスタでカレー南蛮

調理時間
15分

お蕎麦屋さんの人気メニュー「カレー南蛮」を、スープパスタで再現してみました。レトルトカレーを活用した超簡単メニューです。

材料 (1人分)

- パスタ　　　　　　70g
- 油揚げ(油抜き)　　1枚
- 長ねぎ　　　　　　たっぷり※
  - ※写真は約30g

★
- レトルトカレー　　1袋
- かつお節　　　　　2.5g
- めんつゆ(濃縮)　　小さじ1
- 水　　　　　　　　200ml

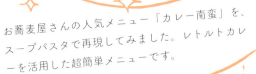

油揚げは刻みタイプだと楽チンデスヨネ。レトルトカレーではなくて、ルウを使ったお家カレーでも、もちろん良いデスヨ。

ズボラシのささやき

作り方

① **下準備** 油揚げとねぎを好みの大きさに切る。
② **焼く・煮る** 熱した鍋で油揚げの両面を焼き、きつね色になったら、★とねぎを加えて中火で煮る。アクが出たらとる。
③ **茹でる** パスタを茹でる。
④ **混ぜる** ②の鍋にパスタを加えて、全体を混ぜる。

注目食材 油揚げ

1枚あたりの糖質量は0.4gと低糖質。食べごたえがあり、スープにコクを与えてくれるので、たっぷり加えて楽しみたい。

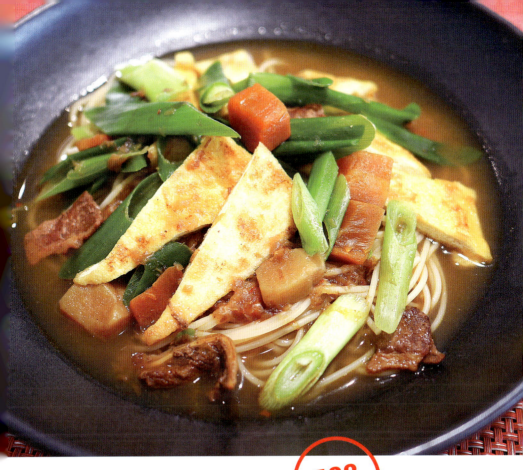

588 kcal

ちょい足し食材

温泉たまご、片栗粉（とろみ付け用）、七味唐辛子

やせるツボ

① カレー
スパイスが効いたものをチョイスすれば、代謝をアップさせる効果が期待できる。

② 油揚げ
大豆に含まれる大豆ペプチドに、疲労低減や体脂肪燃焼を促進させる効果がある。

③ ねぎ
ねぎに含まれるアリシンが、糖質代謝に必要なビタミンB_1の吸収を高めてくれる。

26 えびたっぷりエスニックパスタ

調理時間 **15**分

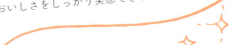
無性に食べたくなる「エスニック系」をスープパスタで楽しみましょう。アーモンドミルクの栄養とおいしさをしっかり実感できるレシピです。

材料 (1人分)

パスタ ……… 70g

★
- えび(生もしくは冷凍) ……… 5尾
- うずらの卵(水煮) ……… 2個
- アーモンドミルク(無糖) ……… 200ml
- 水 ……… 100ml
- 味噌ラーメンスープ(市販) ……… 1人分

豆もやし ……… 1/2袋(約100g)
パクチー ……… お好み量
こしょう ……… 少々

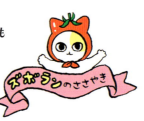

市販の茹でえびを使ってもOKデス。
豆もやしがなければ、普通のもやしでドウゾ！

ズボランのささやき

作り方

① **下準備** パクチーは2cmの長さに切る。豆もやしは電子レンジで2分加熱する。
② **煮る** 鍋に★を入れて中火にかけ、えびに火が通るまで煮る。アクが出たらとる。
③ **茹でる** パスタを茹でる。
④ **仕上げ** お皿にパスタを盛って、②のスープを注いだら、豆もやし、パクチーをのせ、最後にこしょうをふる。

注目食材 アーモンドミルク

アーモンドが持つ異国感ある甘味の中に感じる、ナッツの香ばしさが特徴。ココナッツミルクほど甘くなく、低カロリー。調整豆乳のような飲みやすさも魅力。

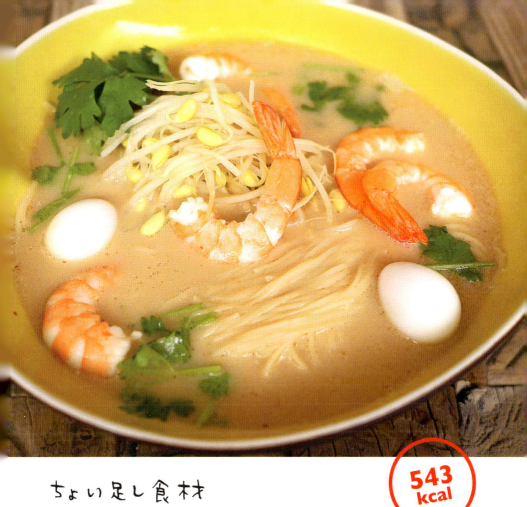

543 kcal

ちょい足し食材

えび（増量）、うずらの卵（増量）、茹でたけのこ

やせるツボ

① えび
高タンパク質で低カロリーなダイエット食材。ぷりぷりとした食感も魅力。

② うずらの卵
入っているだけでリッチな気分を味わえるハッピー食材。糖質は、ほぼゼロ。

③ 豆もやし
普通のもやしと比べると、食物繊維が2倍、カリウムが2.8倍でダイエットに最適。

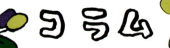

パスタダイエットを続けるコツ⑤
罪悪感よ、サヨウナラ～

「罪悪感のないオヤツ」「罪悪感ゼロの食べ方」といった言葉を目にすることがありますが、食べることって、そんなに罪なのでしょうか。これらのメッセージが活躍する理由は「自分はいつも食べすぎている」という呪縛を背負っている人が多いからなのだと思います。"甘いもの・高カロリーなものはダメ"と、私たちはいつも言われているように感じます。ではもし、そのような情報をまったく知らなかったら、どうでしょうか。

突然ですが、私が幼少期から敬愛する本『のぼるはがんばる』(東君平 / 作・画 金の星社刊)※を紹介させてください。※現在、重版未定
この本の主人公は、「のぼる」というひがしさんの家で飼われているトラ猫。ある日、のぼるは家の屋根裏部屋に住む、"卵の殻"を被った「チューインガム」という謎の生物に出会います。ふたりは少しずつ友情を育むのですが、のぼるは友だちの猫の影響で「チューインガムはネズミなのでは？」という疑念を持つようになります。そしてついに、チューインガムがネズミであることを知り、「かわいそうで悲しい」という複雑な感情を抱くように。そして、それに気づいたチューインガムは家を去ってしまいます。
もし、友だちの猫からの"入れ知恵"がなかったら、のぼるとチューインガムの悲しい別れは起こらなかったのかもしれません。

世の中には「知らなくてもいいこと」もあると思います。もしかすると、ブームになっている健康情報は自分に必要ないものかもしれません。そして自分にとって、必要のない知識に支配されると、ストレスを抱えてしまいます。
今回のパスタダイエットをきっかけに「食べるって、おいしい。食べるって、楽しい」という本来の気持ちを大切に、健やかなダイエットを実践していきましょう。

第**6**章

豪華さ満点！
爽やか冷製パスタ

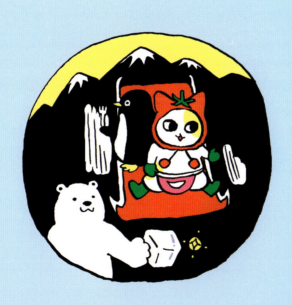

ダイエットの必殺技ありますか?

もち子のダイエット物語⑪

とうとう終盤だね、もち子ちゃんの頑張りは素晴らしいわ!

いろんなパスタがあるので、作るのが楽しいです! おしゃれに盛りつけるコツも研究中で、新しいパスタ皿も買っちゃいました!

楽しんで取り組むことは、ダイエットを考えるうえでとっても大事。
その楽しむ気持ちを維持するためには、やっぱりおいしくないとダメ。
最後の章では、豪華さ満点な「爽やか冷製パスタ」を紹介します!

ごちそう感…!
でも、温パスタの反対だから、太らないのか不安です。

じつは、パスタをキリリと冷やすと、「レジスタントスターチ」という食物繊維の性質を持ったデンプンが増えるのよ。これは糖質として体内で吸収されにくく、カロリーになりにくいの。さらに、腸のお掃除までしてくれるの。
つまり、いつものパスタが「ダイエット向き」に変身するというわけ。

それ、すごい!!! ラストスパートに効きそうな必殺技ですね。
でも、どうやってパスタを冷やすんですか?

最初は流水で粗熱をとって、ある程度冷えたら氷水をはったボウルの中に数分つけておくだけよ。レジスタントスターチが最も増える温度が4〜5℃だから、氷は必ず使ってね。

わかりました。そのくらいなら私でもできそうです!
具材はどんなものがいいですか?

温かいパスタではなかなか使えない「お刺身」を主役にしたり、そのまま使える「海藻」や「野菜」を活用しながら、簡単でリッチなパスタを作りましょう。

えっ!? お刺身、パスタに合うんですか? 信じられない……。

「魚のカルパッチョ」ってあるでしょ？　あれ、じつは日本で生み出された料理なんだけど、今やイタリアでも大人気になっているくらいよ。生魚とオリーブオイルとの相性はとてもいいし、調理も簡単なの。
魚や卵で"レア感"を楽しめるのは、日本食の魅力よね。そのアイデアをパスタにもどんどん取り入れていきましょう。

お刺身は切り身を買ってしまえば、そのまますぐに使えそうですね。しかも、リッチでおしゃれな感じがします。
あと、「冷製」って冬でも楽しめますか？

冬でもお寿司を楽しむように、問題なくおいしく楽しめるレシピばかりよ！
温かいスープや肉料理と合わせるのもいいわね。

安心しました。スギさん、すぐに食べたいです。
作り方、教えてください！

もち子の気づき

- パスタは冷やすと糖の吸収を抑える「レジスタントスターチ」が増え、よりダイエット効果を得られる
- 冷製パスタは"ごちそう感"を演出しやすい

27 かつおのたたきの冷製パスタ

調理時間
15分

お刺身にしては安くてボリューム感を演出できる「かつおのたたき」。パスタともよく合い、一度食べたら心に残るおいしさです。

材料 (1人分)

パスタ	70g
かつおのたたき	5切
トマト(中玉)	1個
パクチー	1株

★
にんにく(すりおろし)	1/2片
しょうが(すりおろし)	1/2片
オリーブオイル	大さじ1
かつおのたたきのタレ	大さじ2

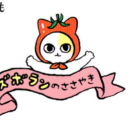

トマトはミニトマトでも良いデスヨー!
パクチーがなければ、青じそでも大丈夫デス!

ズボランのささやき

作り方

① **下準備** かつおのたたきは一口サイズに切り、冷凍庫に入れて凍らせる。トマトは小口切り、パクチーは荒めのみじん切りにする。
② **茹でる** パスタを茹でる。パスタが茹で上がったらザルに上げ、氷水で冷やして水気をきる。
③ **混ぜる** ボウルにかつお、トマト、パクチー、★を入れてよく混ぜる。
④ **和える** ③のボウルにパスタを加えて、手早く和える。

注目食材 かつおのたたき

高タンパクでありながら、血合いの部分にはビタミン・ミネラルが豊富。炙ることで生まれる香ばしさはオリーブオイルやトマトとも相性がよく、パスタ料理でも大活躍。

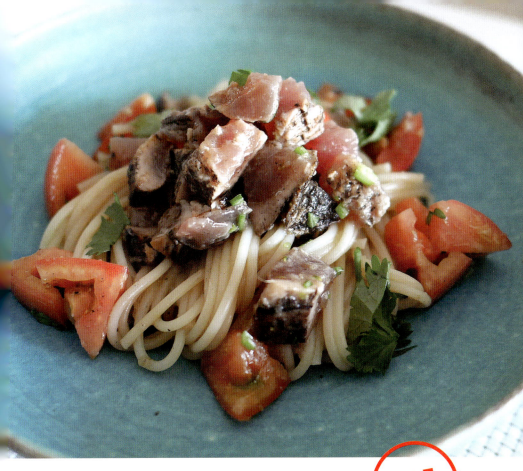

595 kcal

ちょい足し食材

かつおのたたき（増量）、みょうが、レモン

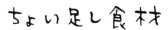

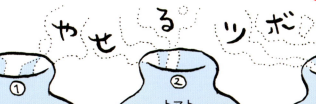

① かつお
貧血にかかわる鉄分、ビタミン B_{12}、良質な脂肪酸である EPA・DHA を含む。

② トマト
リコピンの抗酸化作用によって、ダイエット中のアンチエイジングをサポートしてくれる。

③ パクチー
抗酸化作用を持つ $β$-カロテン、コラーゲン生成や鉄分の吸収率を上げるビタミン C も豊富。

28 冷やし坦々パスタ

調理時間 **15**分

人気メニュー「冷やし坦々麺」のパスタ版。ごまだれの味わい深さを一度知ってしまうと、何度でも作りたくなるやみつきメニューです。

材料 (1人分)

パスタ	70g
サラダチキン	70g
チンゲン菜	1/2株

★
ねぎ(刻み)	大さじ1
ザーサイ(刻み)	大さじ1
ごまペースト(白)	大さじ2
豆乳	大さじ2
めんつゆ(濃縮)	大さじ1

ラー油	お好み量

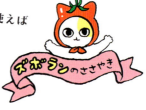

ズボランのささやき
サラダチキンはほぐしたタイプを使えばもっと楽チンデス。
豆乳の代わりに牛乳やコーヒーフレッシュを使っても良いデスヨ！

作り方

① **下準備** チンゲン菜は茎の部分を約7cmの長さに、葉の部分を一口サイズに切る。サラダチキンは細切りにする。ボウルに★を入れて混ぜる。

② **茹でる** パスタを茹でる前の熱湯にチンゲン菜を入れ、茎の部分を1分、葉の部分を30秒茹でる。その後にパスタを茹でる。茹で上がったらザルに上げ、氷水で冷やして水気をきる。

③ **仕上げ** お皿にパスタ、チンゲン菜、サラダチキンを盛って、最後に①のボウルのごまだれとラー油をかける。

注目食材　ザーサイ

中華系おつまみとしておなじみの食材。濃厚な旨味があるのに、低糖質(0.6g/1食20gあたり)なので、上手に活用すれば満足度の高い味わいを演出できる。

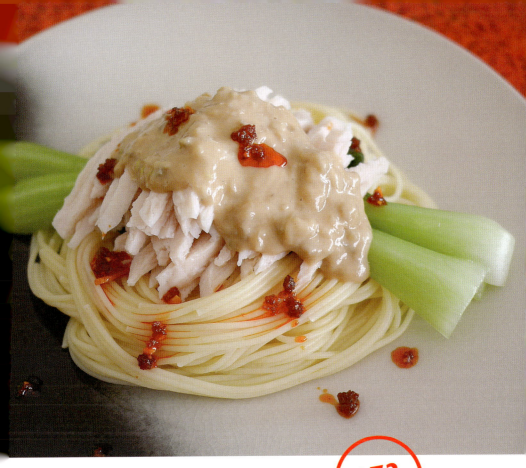

673 kcal

ちょい足し食材

サラダチキン（増量）、チンゲン菜（増量）、白髪ねぎ

やせるツボ

① サラダチキン
高タンパク質で低カロリーな、しっとり柔らかいヘルシー肉。すぐ使える便利さも魅力。

② ごま
成分の50％は良質な脂質。悪玉コレステロールを減らす作用もあり、便秘予防にも◎。

③ チンゲン菜
ビタミンA・C・E、鉄分、カルシウムなどが豊富な、栄養素密度の高い緑黄色野菜。

29 ハワイ風ポキの冷製パスタ

 調理時間 **15**分

ハワイの人気ヘルシー料理「ポキ」をパスタにしてみました。アボカドとまぐろの最強コンビでリッチな味わいを堪能できます。

材料 (1人分)

パスタ　　　　　70g

★
まぐろの赤身　　1/2柵(約80g)
アボカド　　　　1/2個
きゅうり　　　　1/2本

★★
オリーブオイル　大さじ1
めんつゆ(濃縮)　大さじ1
こしょう　　　　少々

茹でわかめ　　　お好み量
レモン汁　　　　お好み量

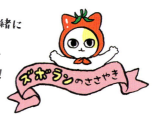

わかめがなかったら、パスタと一緒にきのこを茹でマショウ！最近はアボカドも冷凍食品として売っていますから、それでも良いデスヨ！

ズボランのささやき

作り方

① **下準備** ★をすべて一口サイズに切ってボウルに入れ、★★と混ぜる。
② **茹でる** パスタを茹でる。茹で上がったらザルに上げ、氷水で冷やして水気をきる。
③ **仕上げ** お皿にパスタを盛って、わかめを添え、レモン汁をかける。

注目食材 まぐろの赤身

良質なタンパク質や脂肪酸を含むだけでなく、肉やまぐろのトロに比べて低カロリーであることから、野菜や海藻と合わせてたっぷり楽しみたい美容食材。

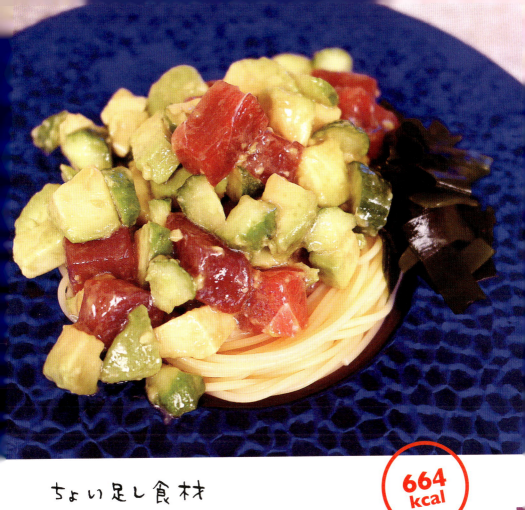

ちょい足し食材

わかめ（増量）、オクラ、カロリーハーフマヨネーズ、わさび

664 kcal

やせるツボ

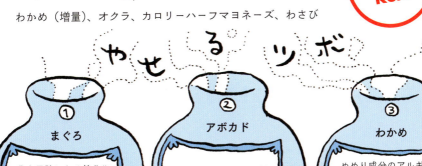

① まぐろ
貧血予防になる鉄分やビタミンB_{12}、むくみ・夏バテ予防になるカリウムが豊富。

② アボカド
濃厚な味を持つのに低糖質。積極的に活用すべきダイエット食材。

③ わかめ
ぬめり成分のアルギン酸には、高血圧予防や血中コレステロールを下げる働きがある。

30 とろとろサーモンの冷製パスタ

調理時間
15分

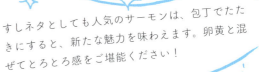
すしネタとしても人気のサーモンは、包丁でたたきにすると、新たな魅力を味わえます。卵黄と混ぜてとろとろ感をご堪能ください！

材料（1人分）

パスタ	70g
サーモン（刺身用）	1/2柵（約80g）
オクラ	2本
パプリカ（赤）	1/4個

★
塩麹	大さじ1
オリーブオイル	大さじ1
白こしょう	少々

卵黄 1個

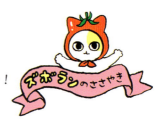

サーモンの柵がない場合は、
刺身切り落としをドウゾ！
パプリカやオクラは
冷凍ものを使っても良いデスヨー！

ズボランのささやき

作り方

① **下準備** オクラは熱湯で1分茹でてから刻む。パプリカは細かく刻む。サーモンは包丁でたたく。ボウルにサーモンと★を入れて混ぜる。
② **茹でる** パスタを茹でる。茹で上がったらザルに上げ、氷水で冷やして水気をきる。
③ **仕上げ** お皿にパスタ、サーモン、卵黄を盛って、まわりにオクラとパプリカを添える。

注目食材 ▶ サーモン

良質な脂質（DHA・EPA）を含む刺身用サーモンは、とろける味わいが魅力。アンチエイジング成分であるアスタキサンチンも含まれる優秀なダイエット食材。

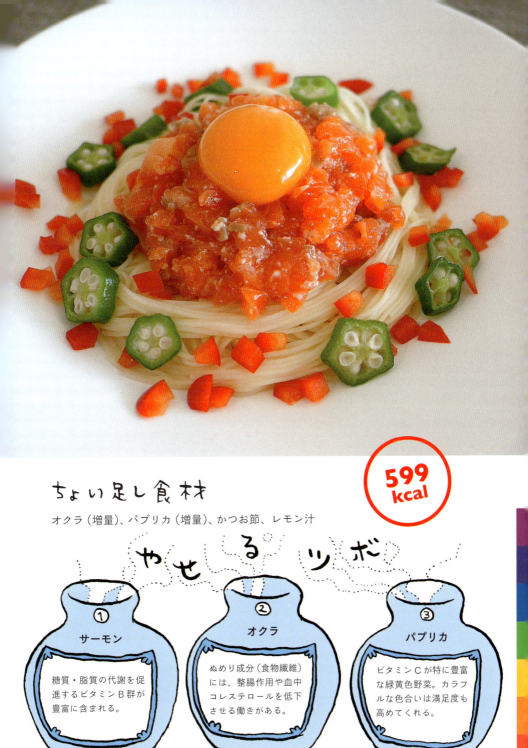

599 kcal

ちょい足し食材

オクラ（増量）、パプリカ（増量）、かつお節、レモン汁

やせるツボ

① サーモン
糖質・脂質の代謝を促進するビタミンB群が豊富に含まれる。

② オクラ
ぬめり成分（食物繊維）には、整腸作用や血中コレステロールを低下させる働きがある。

③ パプリカ
ビタミンCが特に豊富な緑黄色野菜。カラフルな色合いは満足度も高めてくれる。

31 冷製コーンスープパスタ

調理時間 **15**分

コーンスープのやさしい甘さでリフレッシュしてみませんか？ 生ハムと合わせるとごちそう感も演出でき、味だけではなく、見た目も楽しめます。

材料（1人分）

- パスタ …………… 70g
- ★
  - コーンスープ（市販のチルドタイプ） 100ml
  - オリーブオイル …… 大さじ1
- ほうれん草 ………… 1束
- 生ハム ……………… 3枚
- 黒こしょう ………… お好み量

> ほうれん草は冷凍モノでも大丈夫デスヨ！
> 生ハムはリーズナブルなものでもリッチなごちそう感を十分に味わえマス！
>
> **ズボラシのささやき**

作り方

① **下準備** コーンスープは常温の場合、冷蔵庫で冷やしておく。ほうれん草は3cmの長さに切る。

② **茹でる** パスタを茹でる。茹で上がったらザルに上げ、氷水で冷やして水気をきる。パスタを茹でた後、ほうれん草の茎の部分を1分、葉の部分を30秒茹でる。茹で上がったら、水分をしぼる。

③ **和える** ボウルに★、ほうれん草、冷やしたパスタを入れて和える。

④ **仕上げ** お皿に③を盛って、生ハムをのせ、黒こしょうをふる。

注目食材 生ハム

塩分には気をつけたいところだが、高タンパク質で低脂肪なので、程よく楽しみたい。熟成工程によって旨味と香りがよりアップしているので、リッチな満足感を味わえる。

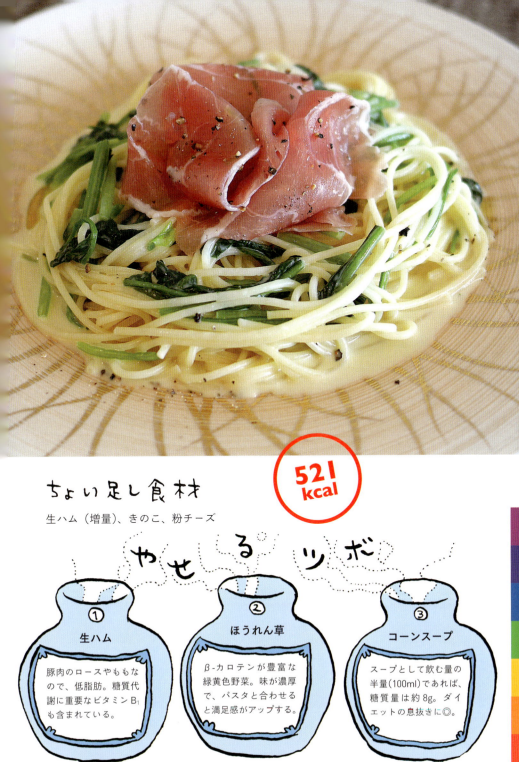

521 kcal

ちょい足し食材

生ハム（増量）、きのこ、粉チーズ

やせるツボ

① 生ハム
豚肉のロースやももなので、低脂肪。糖質代謝に重要なビタミンB_1も含まれている。

② ほうれん草
β-カロテンが豊富な緑黄色野菜。味が濃厚で、パスタと合わせると満足感がアップする。

③ コーンスープ
スープとして飲む量の半量(100ml)であれば、糖質量は約8g。ダイエットの息抜きに◎。

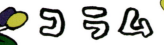

パスタダイエットを続けるコツ⑥
お酒を飲みたいときはどうしよう？

パスタダイエット中にお酒が飲みたくなったら、どうすればよいのでしょうか？
結論は、「むやみに我慢をするより、楽しいアイデアを駆使してお酒と上手に付き合う方法を確立していきましょう！」ということ。
また、お酒の基本特性を把握しておくことも重要です。
そこで、おさえておきたいお酒のツボをまとめました。

①お酒にはそれなりのカロリー・糖質があることを認識する
お酒で気をつけたいことは、カロリーと糖質。
糖質が含まれない「蒸留酒」がいいとする話もありますが、糖質代謝・アルコール代謝のメカニズムを考えると、いずれも程々が賢明。
また、カロリーオフのお酒を取り入れるのも有効です。

②乾杯の前に、生野菜をかじる
空きっ腹でお酒を飲むと、血糖値を急上昇させてしまいます。
簡単な対策としては、お酒を飲む前に生野菜をかじる、もしくは、繊維が残っている野菜ジュースを飲むだけで、血糖値の上昇を抑制する効果が期待できます。

③健康茶をチェイサーにする
割れるお酒なら、水・お茶・ソーダなどで割ると単純にカロリーを半分にできます。お好みの健康茶を見つけて楽しむといいでしょう。

④氷や添え物で楽しむ
市販の透明度の高い氷を使えば自宅でお店のようなお酒が簡単に真似ができ、同じ量でよりゆっくり楽しむことができます。さらに、小さく切ったミニトマトやレモン、ライムを添えたり、ミントなどのハーブを加えたりすることで、より満足度の高い1杯を作ることができます。

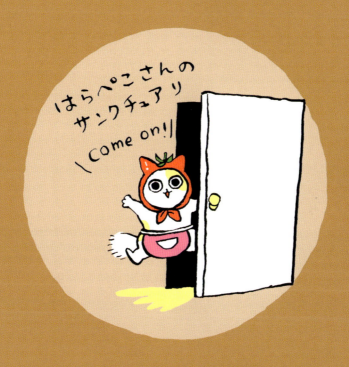

副菜おかず帳

「うぉー、お腹がいっぱいにならない。物足りないぞ！」、そう感じたときに手軽に作れる"太らないおかず"を6つ紹介します。知っておくととっても便利ですよ！

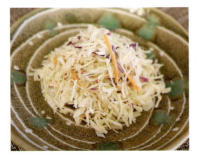

カット野菜のジューシーサラダ

カット済の千切りキャベツにありがちなパサパサ感を超越した、ジューシーなサラダ。1袋でもペロリと食べられます。

[材料]
カット野菜（サラダ用）......................................1袋
ドレッシング（お好みのもの）..................大さじ2

[作り方]
① 耐熱皿に入れてラップをかけたカット野菜を電子レンジで加熱する（600W40秒、500W50秒）。
② ①とドレッシングを和える。

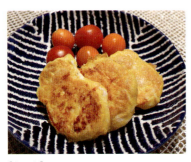

鶏むね肉のチーズピカタ

低糖質食材の卵とチーズがたっぷり絡まった肉おかず。鶏むね肉をあらかじめ塩麹で漬けておけば、たった10分で作れてしまいます。

[材料]
鶏むね肉 .... 1枚　　卵 2個
塩麹 ..... 肉の1/10重量　　粉チーズ 大さじ2
小麦粉 .... 大さじ1　　オリーブオイル ... 適宜

[作り方]
① 鶏肉は薄く切り、ビニール袋の中で塩麹と合わせて20分置く（事前の仕込みであれば冷蔵庫で半日〜1日）。
② 小麦粉を鶏肉の表面につける。次に粉チーズを混ぜた溶き卵に鶏肉をくぐらせ、熱したフライパン（適宜、オリーブオイルをひく）で、両面を弱火でじっくり焼く。

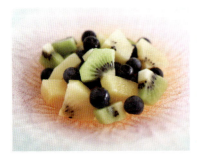

太らないフルーツサラダ

低糖質で栄養豊富な2大ヘルシーフルーツのコラボ。キウイは主食と一緒に食べると血糖値の急上昇を抑えられるので、安心して楽しめます。

[材料]
キウイフルーツ（緑・黄）................................各1個
ブルーベリー 1/2パック
★
メープルシロップ .... 大さじ1/2（なくても可）
白ワインもしくはキルシュ ....（お好みで）少々

[作り方]
① キウイは皮をむいて小口切りにする。ブルーベリーは洗って水分をとる。
② ボウルに切った果物と★を加えて混ぜ合わせる。

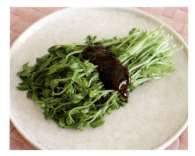

豆苗のオイスターソース和え

手ごろに買える緑黄色野菜の豆苗をたっぷり味わえます。水や熱による栄養ロスも少なく、オイスターソースとの相性も抜群です。

[材料]
豆苗..1袋
オイスターソース.........................お好み量

[作り方]
① 耐熱皿に豆苗を入れ、ラップをかけて電子レンジで加熱する（600W2分、500W2分30秒）。
② ①にオイスターソースをかける。

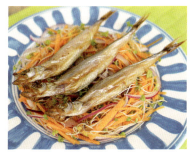

ししゃもの野菜マリネ

丸ごと食べられる栄養魚ししゃもを焼いて、ヘルシーな野菜マリネと合わせました。ししゃもの卵と野菜の食感がクセになる味わいです。

[材料]
子持ちししゃも......10匹　★★

★
玉ねぎ...............1個	ポン酢............大さじ3
にんじん........1/2本	オリーブオイル...大さじ3
スプラウト....1パック	こしょう...............少々

[作り方]
① ★は千切りまたは細かくほぐし、ボウルの中で★★と和える。
② 焼いたししゃもを①に加えて全体を混ぜ、味をなじませる。冷蔵庫で2〜3日保存可能。

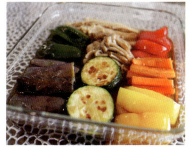

彩り野菜の焼きびたし

まとめて作っておくと便利な野菜おかず。カラフルな緑黄色野菜をたくさん選んで、楽しみながら作りましょう。

[材料]
野菜・きのこ......................お好みのものをお好み量
オリーブオイル...適宜

★
めんつゆ（濃縮）...........100ml ※野菜の量によって調整
水..100ml ※野菜の量によって調整
しょうが（すりおろし）.....1/2片 ※野菜の量によって調整

[作り方]
① 大きな保存容器に★を合わせておく。野菜やきのこは食べやすい大きさに切る。
② 熱したフライパンで野菜・きのこを焼き（適宜、オリーブオイルをひく）、★に浸す。粗熱がとれたら冷蔵庫で冷やす。冷蔵庫で4〜5日保存可能。

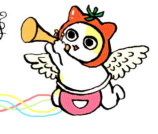

ごほうびパスタを作ろう

1カ月間のパスタダイエット、本当にお疲れさまでした。頑張りを讃えるごほうびとして、"自分が本当に食べたいパスタ"を自由に作ってみましょう。このときだけはパスタの量も多めで構いませんよ！

例 濃厚クリーミーなペスカトーレ ［調理時間］15分

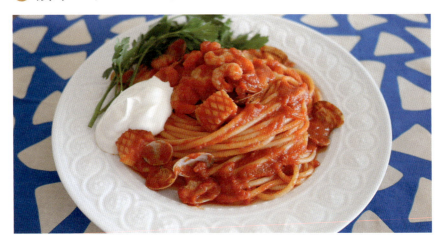

材料（1人分）

パスタ……………………お好み量	ギリシャヨーグルト…………1/2個
シーフードミックス（冷凍）…100g	イタリアンパセリ……………適宜
トマトソース（市販）………1/2缶	塩……………………………大さじ1/2

作り方

① 【下準備】250mlの水を注いだボウルに塩を加えて、シーフードミックスを解凍する。
② 【火を通す】鍋にトマトソースとシーフードミックスを入れて、フタをして中火で加熱する。
③ 【茹でる】パスタを茹でる。
④ 【混ぜる】②の全体に火が通ったら、茹で上がったパスタを加えて混ぜる。
⑤ 【仕上げ】お皿にパスタを盛って、ギリシャヨーグルトとイタリアンパセリを添える。

あなたのごほうびパスタの「パスタ名」と「写真」を残しましょう。パスタダイエットをしながら「これ食べた〜い！」と思っていた具材を入れたり、パスタの量を150gにしてパスタ自体を楽しんだり……すべてはあなたの自由です！

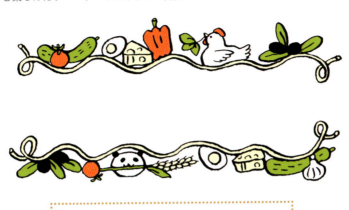

ここに写真を貼ってみましょう

ごほうびパスタを簡単に作るためのアイデア

①ダイエットパスタをアレンジする

　たとえば、レシピ7「コクうまミートソース」のアレンジは、豚肉を牛肉にしたり、玉ねぎやレンコンを加えたり、隠し味にメープルシロップを加えたり……。ダイエットパスタとの違いを楽しみながら、自分にとっての"喜び具材"を発見してみましょう。

②お好みのパスタソースを購入し、
　好きな具材を合わせる

　からすみ入り、ジェノベーゼ、ウニソース、チーズフォンデュ風……。スーパーに行くと、市販パスタソースのバリエーションに驚かされます。それらを活用し、肉や魚介類、お好みの野菜を加えて、世界に1つしかないオリジナルパスタを作ってみましょう。

③レシピサイトで
　気になるパスタ料理を探す

　パスタメーカーのHPやレシピサイトにはパスタのレシピが豊富に揃っています。レストランに出てくるような「トマトクリームパスタ」のように、おいしく仕上げるコツが書いてあるので、時間があるときにチャレンジしてみてくださいね。

④料理好きの家族・友人に作ってもらう

　もしかすると、これが一番幸せかもしれません。料理好きであれば、ちゃちゃっと手早く作ってくれるでしょう。ちなみに私が家族や友人にふるまって好評なのが、さば缶とキャベツをたっぷり使った味噌ガーリックパスタ。「あれ、作って！」とリクエストされると、作る側は嬉しくなります。

パスタで恋もうまくいく！

もち子のダイエット物語⑫

 もち子ちゃん、1カ月お疲れさまでした。よく頑張りました。

 スギさん、本当にお世話になりました。
パスタダイエットをはじめて、何となく体も頭もすっきりしています。昼間に眠くなったり、お腹が空いたりすることもなくて驚いています。

 レシピ通りのパスタを食べれば、満足感を得ながら、血糖値の急上昇急降下も抑えられるから、眠くなったり、気分が落ち込んだりすることが少なくなったんだと思うわ。糖質の摂り方を工夫して、きちんと変化を実感できたのは、大きな収穫ね！

 糖質の量や食べ合わせを考えていけば、血糖値のコントロールができて、ダイエットしやすい体と心になる……。まさにそれを、身をもって体感できました！

 今回、31種類のパスタレシピを紹介したけれど、その日の気分でどれを食べてもいいし、疲れたと感じたら、休むことも必要よ。

 忙しいときは簡単パスタにしたり、ちょっと胃腸が疲れているなと感じた日にはスープが多めの温パスタを作ろうと思います。

 そうね、体調や心の変化を受け入れながら、無理なく続けていってほしいわ。

 作りおきを活用したり、ズボランに教えてもらった手抜き技もじゃんじゃん取り入れていこうと思います！
おいしい料理って、ちゃんとだしをとったり、じっくり煮込んだりしないとできないと思っていましたが、たくさんの素材とちょっとの味付けだけでも、上手に組み合わせれば、あっという間に繊細な味付けができることに感動しました！　嬉しくて、友だちや両親にもパスタを作ったら大好評でした、ありがとうございます！

 素晴らしい、なんて素敵な報告！
ところで、体重の変化はどうかしら？

1カ月前と比べると、1.5kgくらい減りました。
でも体重以上に、体が軽い感じがして、心に余裕ができて、憧れていたヨガもはじめました！　あと、記録用として、SNSに食べたパスタの写真を投稿していたのですが、「いいね」をもらえると嬉しくって、よりやる気が出ました。

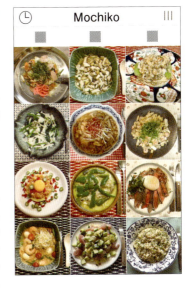

わあ、素晴らしい！！！

パスタダイエットをはじめて知ったときは、「毎日パスタを食べるって大変なんじゃないの…」とじつは思っていたのですが、お鍋1つで作れるレシピもたくさんあるので、まったく苦じゃなかったです。そして何より、おいしいダイエット料理が自分で作れることが、自信にもつながりました。

「1カ月で5キロやせる！」とかいう広告あるでしょ。
あれって、理論的に考えると理解しがたい話なの。たとえば、1カ月で5kgやせる（＝脂肪を5kg落とす）となると、がっちり食事コントロールをしながら、毎日ジョギングを2時間半する必要があるのよ。

え、絶対無理です！　そんな苦しいこと、できません！！

その感覚が重要よ。
<u>たとえ体がついていったとしても、心が置き去りになるようなダイエットは、必ずや反動がある</u>はず。もち子ちゃんが糖質オフでリバウンドしてしまったように、我慢がともなうダイエットだと、長い目で見たとき、なかなか成功しないと思うのよね。

そうなんですね。我慢しなくていいなら絶対そっちのほうがいいです。パスタダイエットは、ダイエットしていることを忘れるほどだったので、"ダイエットを続ける"というよりは、やせる食生活が自然と定着したような感覚です。
私、今回のパスタダイエットを通して、<u>ダイエットを楽しむコツみたいなものがわかった</u>ような気がするんです。

それこそが、真のダイエットよ。
自分の食生活の中にダイエットを楽しく組み込んで、前向きに実行できれば、必ず報われるはず。この調子で、楽しく続けてもらえると、私も嬉しいわ。

はい、次の1カ月も楽しく続けていこうと思います！
そして、まずはホソノ先輩との食事、しっかり楽しんできます！！！

今のもち子ちゃんを見て「あれ、なんか変わった？」って、ホソノ先輩もきっと感じるはずよ。
今後もパスタダイエットを続けていくうえで、3つのルールさえ守れば、具材やスープをアレンジしてもらって構わないからね。たとえば、超万能きのこソース（P52〜参照）は、トマト缶と合わせるだけでコクのあるトマトソースとして楽しめるし、豆乳と合わせて温めればホッと安らげる絶品スープにだってなるのよ！

すごい！　ちょうど、きのこソースとアーモンドミルクを使って、新しいスープパスタを作ってみようと思っていたんです。
1つのレシピから連鎖的にバリエーションが増やせるって、節約もできるし料理の腕も上がるし…いいことだらけですね。
これなら、ホソノ先輩の胃袋もつかめそうです（ヘラヘラ）。新しいレシピを考えたら、報告します！

ダイエットも恋愛も応援していますよ！

「健やかなダイエットは、健やかな恋愛を生む」、なーんて名言を言えるように、私、頑張ります！！

　そうして、もち子は不安を抱えることなく、約束のデートの日をキラッキラの表情で迎えたのであった。

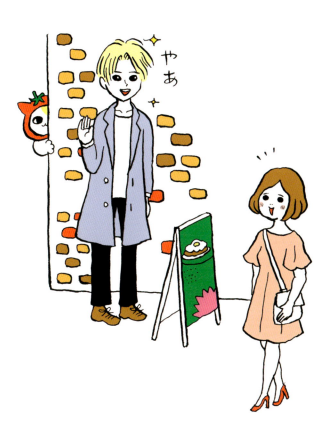

おわりに

　最後までお読みいただきありがとうございます。
　本書が目指したのは、「楽しい食体験・おいしい食生活を通じて、みなさんの好奇心やダイエット欲を、健やかに高めてもらうこと」です。

　もし少しでも、「パスタ、やっぱりおいしいわ〜♪」「ダイエット生活が楽しくなってきたぞ!」と感じていただけたら本望ですし、さらにご自身でどんどんカスタマイズしていただけたら嬉しく思います。

　突然ですが、みなさんがこれまでの人生の中で、"一番おいしいと感じた料理"は何でしょうか?

　私自身のことをお話ししますと、人生最高の食事は2つあります。

　1つ目は、はじめて白馬岳に登頂したときに、山小屋の食堂で食べた夕食の「ハンバーグ」。そしてもう1つは、大学受験合格発表の日に家族みんなで食べた「回転寿司」です。

　食文化研究家の立場で、こんな答えをするのは、いささか恥ずかしくもあり、みなさんにとって期待ハズレかもしれません。そうだとしたらゴメンナサイ!
　しかし、私にとっての人生最高の「おいしい」は、三ツ星レストランで食べたごちそうではなく、「心が満たされた、最高に嬉しかったときの食事」であったことを、今でも鮮明に覚えています。

この経験から「おいしい食事」の条件として、「ご機嫌であること」「楽しいこと」が重要だと、私は考えています。

　ですから、みなさんがダイエットを続けられるうえで、楽しむ精神を最も大事にしていただきたいと思っています。
　本書のレシピをダイエット仲間と一緒に作って気持ちをシェアしたり、パートナーに作ってもらって食べたり、ひとりで作ってSNSにアップしたり……。
　みなさんそれぞれが、パスタダイエットを楽しく実践するための快適なスタイルを探してみてください。

　もう1つ私自身のエピソードをご紹介します（私の話ばかりが続き恐縮です）。
　私は曲がりなりにも一応、東大卒の端くれ。東大に合格するためには、それなりの勉強が必要なわけですが、入学後に感じたのは、東大生で"勉強を苦に感じている人"はほとんどいないということ。
　勉強はゲーム感覚であり、成績が上がることに喜びを感じている人が多くいたように感じます。そして何よりも共通していたのが、「東大に入りたい！」という熱い情熱でした。

　このことから、「情熱や好奇心こそが、最高の成長を生む」と学んだのですが、ダイエットも同じだと思っています。

　どうか、健全で無理のない「目標」（"何キロやせる？""体脂肪率をどのくらい下げる？"など）を設定し、ゲーム感覚で楽しんでください。
　そして少し成果が出てきたら、自分へのごほうびをお忘れなく。やせる喜びを分かち合う人を見つけたり、途中で壁にぶち当たったら、息抜きに付き合ってくれる相手を見つけたりするなど、いい意味での「逃げ場」を作ることも大切だと思います。

　本書との付き合い方は無限大です。

夜寝る前に、レシピの写真を見て楽しんだり、世界に1つしかないオリジナルの「ごほうびパスタ」を考えたり……、そんなところからはじめていただいても構わないと思います。

　<mark>おいしくて楽しい食事こそが、健やかな人生を作る。</mark>
私はそう信じています。

　みなさんにとって、このレシピ本が、健やかなダイエットの一助になりますように。

2018年11月
食文化研究家　スギ アカツキ

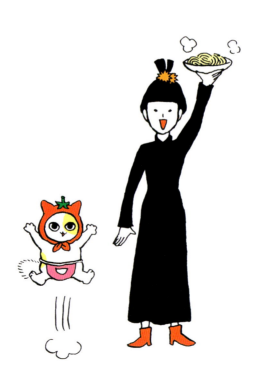

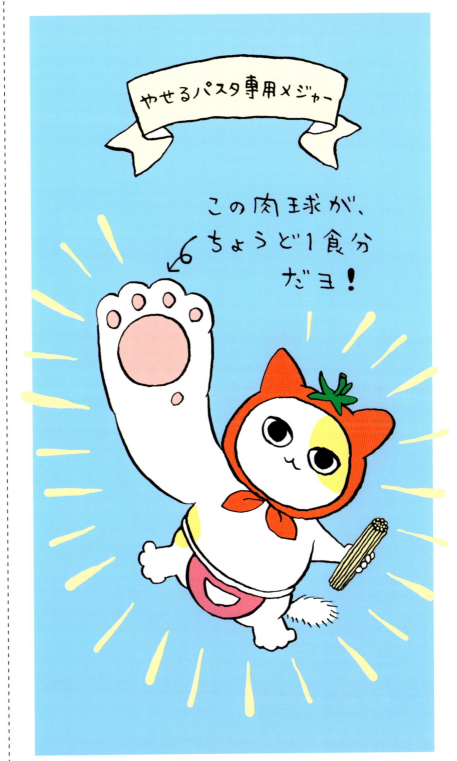

【器協力】

● Verre（ヴェール）
〒 150-0022 東京都渋谷区恵比寿南 3-3-12 AGIO1 ビル 1F
Tel：03-5721-8013　HP：http://www.verre.co.jp/
器掲載ページ：P41,47,53,55,61,65,75, 89,95,109,115（上), カバー写真

● チェリーテラス・代官山
〒 150-0033 東京都渋谷区猿楽町 29-9 ヒルサイドテラス D 棟 1 F
Tel：03-3770-8728　HP：http://www.cherryterrace.co.jp/
器掲載ページ：P33,63,67,81,91,97,105

※上記以外の器は著者私物

スギ　アカツキ

食文化研究家。長寿美容食研究家。一児の母。
「おいしく楽しく食べる」を大切にして、健やかな食文化・食情報を発信している。
幼い頃から料理に親しみながら育つ。小学生のときの得意料理は、わらび餅と納豆パスタ。
東京大学に入学後、健康や食への興味がさらに高まり、農学部へ進学。卒業後、医学分野における食知識を深めたいと思い、同大学院医学系研究科に進学し、基礎医学、栄養学、細胞情報学などを幅広く学ぶ。在院中に「食は科学や理論だけでは語れない」と思い至り、方向転換。独自で健康食の探求をはじめる。
これまでに、食品企業へのコンサルティングを多数手掛けながら、テレビやラジオ、雑誌、ウェブなどで活躍。とりわけ「女子SPA！」における食コラムが人気。
趣味は世界の食探検。好きな食べ物はウニとマヨネーズ。

やせるパスタ31皿（さら）

2018年11月20日　初版発行

著　者　スギ　アカツキ　©A.Sugi 2018
発行者　吉田啓二
発行所　株式会社 日本実業出版社　東京都新宿区市谷本村町3-29 〒162-0845
　　　　　　　　　　　　　　　　　大阪市北区西天満6-8-1 〒530-0047
　　　　編集部 ☎03-3268-5651
　　　　営業部 ☎03-3268-5161　振　替　00170-1-25349
　　　　https://www.njg.co.jp/

印刷・製本／図書印刷

この本の内容についてのお問合せは、書面かFAX（03-3268-0832）にてお願い致します。
落丁・乱丁本は、送料小社負担にて、お取り替え致します。

ISBN 978-4-534-05638-2　Printed in JAPAN

日本実業出版社の本

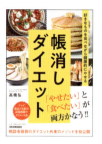

好きなものを食べながら健康的にやせる
帳消しダイエット

髙橋 弘
定価 本体 1200円（税別）

「やせたい」と「食べたい」が両方かなう!! ハーバード大学元准教授で人気ダイエット外来の医師が教える、雑誌、テレビでも紹介された摂りすぎた糖質や脂肪も「なかったこと」にする食べ方。ダイエットが失敗する2大要因「続かない」「リバウンド」も解決。

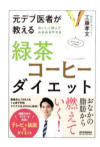

おいしく飲んでみるみるやせる
緑茶コーヒーダイエット

工藤孝文
定価 本体 1100円（税別）

1日3回程度、食直前に飲むだけで脂肪燃焼効果が高まる、究極にシンプルなダイエット！ テレビで話題の「おからパウダーコーヒー」のレシピも掲載。飲むだけで、お腹の脂肪からどんどん落ちる！ 著者も−25kgに成功した、緑茶コーヒーダイエット！

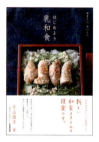

やさしい、おいしい
はじめよう乳和食

小山浩子
定価 本体 1200円（税別）

乳和食は、牛乳の白さや味・においがまったく残らない画期的な調理法。牛乳の旨みとコクを利用するため、塩分の多い調味料を減らし、おいしく減塩できる！健康効果の高い牛乳をたくさん摂取できるのもメリット。ごはんもの、おかず、副菜など57品レシピ掲載！

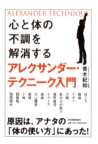

心と体の不調を解消する
アレクサンダー・テクニーク入門

青木紀和
定価 本体 1400円（税別）

心身の不要な緊張を取り除き、腰痛・アガリ・不眠などの不調を解消するボディワークとして、音楽家などが取り組んでいる「アレクサンダー・テクニーク」を、一般読者向けに解説。仕事や生活をするうえで、常に高いパフォーマンスが維持できる体をつくる！

定価変更の場合はご了承ください。